HIV/Aids

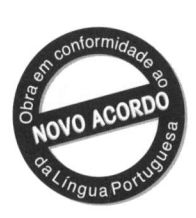

CB041233

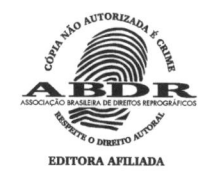

Coleção
Construindo o Compromisso Social da Psicologia

Coordenadora da coleção: Ana Mercês Bahia Bock

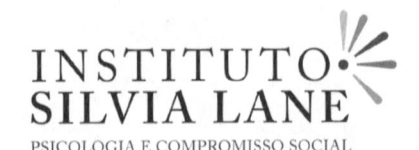

INSTITUTO
SILVIA LANE
PSICOLOGIA E COMPROMISSO SOCIAL

Comissão editorial

Profa. dra. Ana Mercês Bahia Bock
Profa. dra. Bronia Liebesny
Profa. dra. Edna Maria Peters Kahhale
Prof. dr. Francisco Machado Viana
Profa. dra. Maria da Graça Marchina Gonçalves
Prof. dr. Marcos Ribeiro Ferreira
Prof. dr. Marcus Vinicius de Oliveira Silva
Prof. dr. Odair Furtado
Prof. dr. Silvio Duarte Bock
Profa. dra. Wanda Maria Junqueira de Aguiar

Dados Internacionais de Catalogação na Publicação (CIP)
(Câmara Brasileira do Livro, SP, Brasil)

HIV-AIDS : enfrentando um sofrimento psíquico / Edna Peters Kahhale...[et al.]. — São Paulo : Cortez, 2010. — (Coleção construindo o compromisso social da psicologia / coordenadora Ana Mercês Bahia Bock)

Outros autores: Cynthia Christovam, Elisa Esper, Mara Salla, Tatiana Anéas
ISBN 978-85-249-1627-4

1. AIDS (Doença) - Aspectos psicológicos 2. AIDS (Doença) - Aspectos sociais 3. Inclusão social 4. Pessoas HIV - Positivo 5. Psicologia da saúde I. Kahhale, Edna Peters. II. Christovam, Cynthia. III. Esper, Elisa. IV. Salla, Mara. V. Anéas, Tatiana. VI. Bock, Ana Mercês Bahia. VII. Série.

10-06886   CDD-155.916

Índices para catálogo sistemático:

1. Pessoas portadoras de HIV/AIDS e inserção social :
   Psicologia da saúde 155.916

Edna Peters Kahhale • Cynthia Christovam
Elisa Esper • Mara Salla • Tatiana Anéas

HIV/Aids

enfrentando o sofrimento psíquico

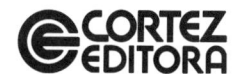

HIV/AIDS: ENFRENTANDO O SOFRIMENTO PSÍQUICO
Edna Peters Kahhale • Cynthia Christovam • Elisa Esper • Mara Salla • Tatiana Anéas

Capa: Cia. de Desenho
Preparação de originais: Liege Manucci
Revisão: Maria de Lourdes de Almeida
Composição: Linea Editora Ltda.
Coordenação editorial: Danilo A. Q. Morales

Direitos para esta edição
CORTEZ EDITORA
Rua Monte Alegre, 1074 – Perdizes
05014-001 – São Paulo - SP
Tel. (11) 3864-0111   Fax: (11) 3864-4290
e-mail: cortez@cortezeditora.com.br
www.cortezeditora.com.br

Impresso no Brasil – agosto de 2010

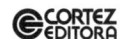

SUMÁRIO

Apresentação da Coleção
Ana Mercês Bahia Bock... 9

Prefácio
Francisco José Machado Viana.. 13

1. PANORAMA DO HIV/AIDS: uma leitura crítica.............................. 21

Parâmetros de análise para trabalhar com pessoas vivendo com
HIV/Aids 21

Contextualização da epidemia do HIV/Aids 26

— A descoberta do vírus da aids e sua rápida evolução:
a epidemia 26

— A questão do gênero feminino 30

— Masculino *x* feminino: questões de gênero........................ 35

— Sobre adesão e protagonismo 37

— Adesão e relações de gênero 39

2. INSERÇÃO SOCIAL: condições de vida e trabalho.......................... 41

O trabalho, o desemprego, a saúde e o HIV/Aids.......................... 41

A situação do desemprego 45

O diagnóstico de soropositividade e as mudanças em relação ao
mundo do trabalho... 46

Mundo do trabalho e autonomia social 47

O significado do trabalho para os portadores de HIV/Aids 49

Considerações finais 50

3. RELAÇÕES FAMILIARES 51

Relações de conjugalidade 52

— Estar só, sem companheiro(a) 52

— Qualidade da relação do casal 56

— Concepção de sexo e sexualidade 60

— Uso de preservativo nas relações sexuais 63

— Vivência de relações homossexuais 67

Parentalidade 68

— A título de conclusão 70

4. CONDIÇÕES DE SAÚDE E HISTÓRIA DO ADOECIMENTO 73

5. RELAÇÕES SOCIAIS E VIVER COM HIV/AIDS 85

6. ADESÃO E VULNERABILIDADE 99

Características de gênero e desigualdades em função dos sexos 102

Complexidade dos esquemas medicamentosos 106

Postura em relação ao uso dos ARV 108

Questões estigmatizantes em relação às pessoas vivendo com o
vírus HIV/Aids 109

Problemática do alcance das estratégias públicas de enfrentamento
da infecção 111

7. CONSTRUÇÃO DE NOVAS PRÁTICAS E A FORMAÇÃO PARA ATUAR
INTEGRANDO ASSISTÊNCIA E PESQUISA: o espaço reflexivo
individual e grupal junto a pessoas vivendo com HIV/Aids 113

Diretrizes e parâmetros para atuação e formação 113

Assistência e pesquisa de qualidade integrada 119

— Sala de espera em ambulatório de HIV/Aids e hepatites 119

— Capacitação teórico-prática 120

— Acompanhamento programático 122

— Acompanhamento das duplas: autoconhecimento e suporte
pessoal 124

O espaço reflexivo individual 125

— Capacitação teórico-prática 125

— Assistência com pesquisa ou pesquisa com assistência? 125

— O registro dos encontros/entrevistas como facilitador da
assistência e capacitação do profissional 127

— Algumas perguntas podem causar constrangimento tanto
ao pesquisador como ao usuário. O que fazer? 127

— Para que serve o Termo de Consentimento Livre, Informado
e Esclarecido (TCLE)? Como utilizá-lo? Em que momento? 129

— Caso o usuário não queira assinar o TCLE, o que fazer? 130

— Devo seguir o roteiro do encontro/entrevista psicológica? 131

— Continuidade dos encontros reflexivos 132

— E se o usuário apresentar demanda para atendimento
psicoterápico, o que fazer? 132

— Acompanhamento programático 133

— Autoconhecimento e suporte pessoal 133

— A título de conclusão 134

Sobre os Autores 135

Bibliografia 137

Programas e referências para assistência em DST/HIV/Aids 137

Referências e pesquisas sobre relações de gênero 139

Fundamentos de psicologia sócio-histórica e afins 140

Reflexões e pesquisas sobre pessoas que vivem com HIV/Aids 142

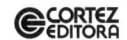

APRESENTAÇÃO DA COLEÇÃO

A Coleção "Construindo o Compromisso Social da Psicologia" tem sua origem em uma certeza: é preciso ultrapassar o próprio discurso e colaborar para a construção de novos conceitos e teorias, assim como para novas formas de atuação profissional. Ou seja, entendemos que desde o final dos anos 1980 a Psicologia inaugurou um novo discurso: o do compromisso social. Ele significou, sem dúvida, um rompimento com um trajeto e um projeto de Psicologia que se estruturaram no Brasil. Uma profissão importante que não ampliou sua inserção social de forma a vincular-se teórica e praticamente às questões urgentes que atingiam a maior parte da sociedade brasileira. Não que não existissem tentativas, mas as vozes eram poucas (e com certeza fizeram eco).

As mudanças na sociedade brasileira produziram novos ventos na Psicologia. Entidades se constituíram e se construíram fortes; novos campos, como a Psicologia da Saúde e a Psicologia Social comunitária, se instalaram; teorias críticas começaram a ter lugar, mesmo que tímido, na formação dos estudantes. Enfim, pudemos assistir e participar do fortalecimento do vínculo da Psicologia, como ciência e profissão, com a sociedade brasileira.

O discurso do Compromisso Social da Psicologia tornou-se referência para um novo projeto de profissão e de ciência. Não queríamos mais percorrer um trajeto "elitista" e estreito. Queríamos servir à sociedade em suas carências e necessidades a partir da Psicologia.

Hoje, com um discurso bastante amadurecido e com muitas adesões, percebemos que é hora de ir adiante e ultrapassar a expressão da vontade. É hora de produzir conhecimentos (teorias e práticas) que permitam o avanço do projeto do Compromisso Social. Alguns aspectos se mostram como necessários: um deles é a aliança da pesquisa com a prestação de serviço. É deste lugar e desta forma que queremos produzir a competência técnica que o compromisso social exige. Outro aspecto importante é fazer isso em experiências interdisciplinares ou transdisciplinares. O novo projeto exige leituras complexas, e isso só faremos nos reunindo a outros profissionais e pesquisadores que trazem suas leituras para tornar as nossas mais ricas e completas. Um terceiro aspecto (não ouso dizer último, pois tenho a certeza de que são muito mais que os mencionados) é a tarefa de levar nossos saberes e fazeres para serem aplicados em serviços e pesquisas com populações que nunca ou poucas vezes tiveram acesso a eles. E aqui, relacionado diretamente a esta experiência, essência do compromisso social, reafirma-se a importância da disposição permanente de mudar nossas certezas.

Meus caminhos pela Psicologia me permitiram a certeza de que muitos profissionais da Psicologia ou de áreas afins já estavam, no cotidiano de seu trabalho, formulando e desenvolvendo novas possibilidades. Era preciso fazer circular estas experiências. Foi com esta intenção que, em nome do Instituto Silvia Lane — Psicologia e Compromisso Social — apresentei à Cortez Editora o projeto de uma coleção que permite a sistematização e a circulação de títulos que representam áreas em que as urgências se colocam e nas quais profissionais já apontaram novas possibilidades, fazendo avançar o projeto do compromisso.

A Cortez Editora recebeu o Instituto Silvia Lane como parceiro, e aí está o resultado: uma coleção com títulos diversos e de muitos autores. Um corpo editorial formado por membros do Instituto aprovou o projeto e os títulos. Pareceristas convidados pelo Instituto apreciaram as obras, opinaram, sugeriram e agora prefaciam os livros da coleção. Eu tenho o orgulho de organizar a coleção e apresentar cada obra aos psicólogos, professores, pesquisadores e estudantes que seguem construindo seu caminho na Psicologia e em áreas afins, guiados pela vontade de manter com a sociedade brasileira um compromisso de transformação e de construção de condições dignas de vida para todos.

Todos os livros desta coleção unem-se pela proposta mais ampla de desenvolvimento do projeto do Compromisso Social. Também apresentam em comum sua organização, por sua temática e sua necessária leitura crítica; além disso, contêm referências para uma nova prática em seu campo e sugestões de atividades e de leituras que podem diversificar o trabalho. A ousadia de duvidar das certezas e de dar visibilidade a aspectos da realidade pouco conhecidos ou considerados unifica os autores em um único estilo.

Agradeço aos autores que confiaram a mim sua produção e aos pareceristas/prefaciadores que com tanta atenção e competência ampliaram meu trabalho.

ANA MERCÊS BAHIA BOCK
Organizadora da Coleção

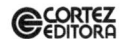

PREFÁCIO

Ao ser convidado para prefaciar esse livro, fui tomado de grande emoção. Quando iniciei meus trabalhos com o programa AIDS em 1998, logo percebi o quanto era precária a produção científica da psicologia sobre o assunto. O trabalho com o portador de HIV/Aids trouxe aos profissionais de saúde enormes desafios. Foi necessário superar preconceitos, desvelar uma doença desconhecida da própria ciência, aprender, no processo, os elementos da construção dos estigmas, do sofrimento, das dificuldades vividas pelos portadores do vírus, enfim, conhecer e sermos capazes de trabalhar para que se pudesse enfrentar as barreiras para continuar suas vidas.

Este trabalho, que aqui se apresenta, foi elaborado tendo como base uma pesquisa: "Relações de Gênero e Sexualidade: A transversalidade com a adesão ao tratamento em HIV/Aids. Quando trabalhamos com pessoas vivendo e convivendo com o HIV enfrentamos diversas dificuldades que se expressam nas relações de trabalho, nas condições de vida e nas relações familiares. Não é raro encontrarmos profissionais que perdem a condição ocupacional, ou pela dificuldade de manter a mesma capacidade de produção, ou pelo preconceito que encontram quando sua soropositividade é conhecida, sendo que neste último caso é comum que pessoas vivendo com HIV deixem o trabalho, até mesmo pelo receio que sua condição de soropositivo seja descoberta. Muito embora não se possa comparar com a discriminação sofrida pelos tuberculosos, hansenianos e loucos, no caso da HIV também se percebe, apesar da forma mais velada, os processos de exclusão que vivem as pessoas nesta condição. A condição de soropositividade atravessa a vida dos sujeitos, compromete o trabalho, as relações sociais, a vida em família e as relações afetivas. Como consequência e associado às diferentes condições de acesso aos bens produzidos na sociedade, verificamos uma perda importante na qualidade de vida dessas pessoas, agravadas, é certo, pelas diferentes e prévias condições de vida.

Boa parte de nossas observações, na assistência, ficam comprovadas com o trabalho realizado nesta pesquisa. A riqueza dos dados oferece sustentabilidade para a qualificação do trabalho na assistência. Por sinal, logo na apresentação, as autoras, posicionam-se por uma prática referenciada no serviço e na pesquisa, de forma integrada, o que é uma novidade para todos nós. Assim, sustentam uma assistência qualificada pela própria pesquisa realizada em serviço.

A leitura desse livro permite ainda conhecer as diversas possibilidades de rearranjo familiar e conjugal após a constatação da soropositividade: os conflitos, os dilemas sobre o que fazer diante dessa informação, como tratar disso diante dos filhos.

A cada capítulo avança-se sobre a história vivida pelo soropositivo e seu processo de adoecimento, suas relações sociais, suas necessidades, o compartilhamento de sua condição de saúde e implicação na vida com o HIV/Aids.

Todas essas informações são fundamentais para compreender as dificuldades para a adesão ao tratamento em HIV/Aids e, portanto, fundamentais para os profissionais que atuam nesta área.

A riqueza e importância deste trabalho está exatamente no incentivo que traz à integração, permanente, dos serviços e da pesquisa, qualificando a assistência e fortalecendo a função social da pesquisa.

Ainda pode-se apontar como ponto importante do trabalho, que aqui se apresenta, a contribuição para o entendimento, por todos, dos processos de subjetivação que caracterizam e compõem a experiência de se viver com HIV/aids.

Tenho orgulho de apresentar aos profissionais da assistência uma contribuição importante para o desenvolvimento e qualificação de nosso trabalho.

Vamos à leitura.

Francisco José Machado Viana

Professor do Centro Universitário Newton Paiva BH/MG
Psicólogo da Maternidade Odete Valadares/FHEMIG
Abril de 2010

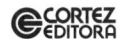

APRESENTAÇÃO

O fundamental no conhecimento não é a sua condição de produto, mas o seu processo. Com efeito, o saber é resultante de uma construção histórica, realizada por um sujeito coletivo (Severino, 1995, p. 172).

O presente livro foi elaborado a partir da pesquisa Relações de Gênero e Sexualidade: a Transversalidade com a Adesão ao Tratamento em Hiv/Aids,[1] desenvolvida por uma equipe interinstitucional envolvendo quatro universidades (PUC-SP, Unifesp, IMTC e Unicap) e dois equipamentos de saúde: um no Nordeste (Recife-Pe) e outro no Sudeste do Brasil (São Paulo-SP). Os autores que assinam este trabalho são porta-vozes dessa equipe maior.[2]

As reflexões e propostas aqui apresentadas expressam o processo de um trabalho coletivo de busca pela assistência integrada à pesquisa de qualidade. Toma como referencial teórico os parâmetros da Psicologia Sócio-Histórica articulada com as diretivas e propostas do Plano Nacional para DST/HIV/AIDS.

---

1. CNPq, 403023/2005-0.

2. Coordenação geral: E. Kahhale (PUC-SP), G. Turcato (Unifesp), A. Lima (Unicap); M. Oliveira (Hospital Correia Picanço). Equipe SP: C. Christovam, E. Esper, L. Pereti, M. Salla, P. Santos, S. Souza, T. Anéas (PUC-SP), T. Souza (ITMauá). Colaboradores: M. A. Mello (PUC-SP); G. Gosuen, M. Campos, P. Abrão, R. Gabriel, S. Tenore (Unifesp). Equipe Recife: M. C. Amazonas, A. Silva, M. I. Lima Neta (Unicap). Colaboradores: A. Morais, C. Santiago, D. Montenegro, E. Moura (Hospital Correia Picanço).

Parte-se do entendimento de que o processo de adesão ao tratamento, quando investigado integralmente, revela as formas de relação que o usuário estabelece com a sociedade, com os outros e consigo próprio. O processo de adesão constitui um desvelador do modo de a pessoa com HIV/aids estabelecer suas relações de gênero e de orientação sexual.

Objetivamos apresentar um quadro geral de como vivem pessoas portadoras do HIV e aids em duas cidades do Brasil, de modo que se possa apreender o processo de adesão e as relações de gênero que atravessam o tratamento e a rotina diária desses sujeitos. Essa apreensão dará diretrizes para uma atuação compromissada com as demandas dessas pessoas, de forma a promover o protagonismo social. Para tanto, analisamos a inserção social dos usuários[3] pela análise e descrição de suas condições de vida e de trabalho; suas relações familiares e a história de seu adoecimento ou infecção; avalia-se a adesão ao tratamento e suas vulnerabilidades e, finalmente, analisam-se as redes de relações sociais construídas e o significado de viver com HIV/aids.

Este relato revela o trabalho integrado de médicos, enfermeiras e psicólogas e a superação da contradição quantidade x qualidade existente na literatura sobre assistência e adesão ao tratamento. A investigação de um tema complexo, como relações de gênero, orientação e práticas sexuais expressas no processo de adesão, exige defrontar-se com dimensões diversificadas e complementares, que para abarcar a totalidade do fenômeno requer que a coleta de dados (envolvidos na assistência e pesquisa) tome direções tanto quantitativas (exames laboratoriais e condições sociodemográficas) quanto qualitativas (vivência do diagnóstico e do tratamento; relações familiares e sociais; vulnerabilidades). Envolveu instrumentos de coleta diversificados: prontuários médicos e de enfermagem; entrevistas reflexivas individuais e dinâmicas de grupo em sala de espera.

O trabalho de assistência e pesquisa a que nos referimos durou 18 meses, de março de 2006 a agosto de 2007. Acompanhamos os usuários segundo o protocolo do Plano Nacional de DST/HIV/aids do Ministério da Saúde

---

3. Optamos por utilizar usuário para nos referir a homens e mulheres em vez de empregar o masculino e feminino com as devidas concordâncias a cada vez que nos referirmos a usuário(a); parceiro(a). Esta decisão foi tomada para facilitar a leitura; reafirmamos nosso respeito às referências de gênero.

(PNDST/HIV/AIDS): atendimento médico e psicológico a cada três meses, o que implicou quatro atendimentos ao longo de um ano.

Os participantes da assistência/pesquisa acompanhados nos dois serviços especializados perfazem um total de 159 usuários, sendo 110 (69%) de SP e 49 (31%) de Recife; 61% homens e 39% mulheres (tanto em SP e Re), seguindo o padrão nacional da epidemia do HIV/aids.

Gostaríamos de marcar e esclarecer a nossa opção por afirmar que nossa prática refere-se a **assistência e pesquisa integradas** e não a uma intervenção psicológica, nem a uma pesquisa com intervenção, nem ainda à pesquisa-ação participante (Thiollant, 1985). Partimos da concepção de que a prática e a teoria são dimensões de um único processo na produção de conhecimento e da humanização (Bock et al., 2009). Queremos que os resultados deste trabalho sejam incorporados no cotidiano do trabalho do psicólogo e das equipes de saúde que trabalham na área. Defendemos que a assistência deve ser de tal ordem qualificada e avaliada que permita integrar a pesquisa como parte do processo e dos serviços de saúde. As questões de gênero e a orientação sexual são aspectos que se devem compreender e contemplar ao pensar propostas de assistência ao portador de HIV e aids. O grande desafio, hoje, à assistência é a questão da adesão ao tratamento — uso da medicação antirretroviral e de preservativos.

O processo de adesão ao tratamento é revelador das diversas contradições que precisam ser enfrentadas: questões de gênero, de sexualidade, de opções sexuais, de condições de vida e de trabalho. Constituir-se ator social ou protagonista do próprio processo de saúde é o grande desafio de quem vive com HIV e aids e dos profissionais de saúde que trabalham na assistência.

Assim, criar espaços reflexivos, individuais e grupais, que possibilitem o desenvolvimento do protagonismo dos profissionais e usuários foi o objetivo norteador de toda prática e reflexão que ora relatamos. Buscamos uma alternativa para a inserção da Psicologia no espaço de construção de políticas públicas por meio da construção conjunta de profissionais e usuários do sistema público de saúde. O que norteou nossa decisão de utilizar a situação de entrevista individual como uma possibilidade de criar um espaço reflexivo e potencializador do protagonismo foi a informação apontada na literatura de que entrevistas sistemáticas com o usuário aprofundam o vínculo, possibilitam a abordagem rotineira da importância da adesão ao tratamento, o que parece ter efeito positivo sobre o processo de autocuidado. Esses dados indicaram tanto uma possibilidade de trabalho para promover a adesão quanto a importância do aprofundamento do vínculo com o profissional e com a instituição de saúde.

Dessa forma, para que as entrevistas (encontros reflexivos) cumprissem a dupla função de informação diagnóstica e de assistência, era importante que os usuários recebessem *feedback* sobre seu percurso institucional, a fim que de se apropriassem e incorporassem as questões trabalhadas. Inserindo o tratamento em seu cotidiano e promovendo mudanças de atitudes e de comportamento, ressignificando seu processo nos três níveis de *scripts* sexuais (Paiva, 2000): no cenário cultural, onde o sujeito desenvolve os papéis sociais; no cenário interpessoal, onde se estabelecem as relações por meio de padrões estruturados em interações cotidianas; e no cenário intrapsíquico, pelas reflexões pessoais que farão eco na subjetividade do sujeito, promovendo transformações.

A organização do livro está assim distribuída: iniciou-se com a apresentação dos **parâmetros de análise** utilizados e com a contextualização da epidemia do HIV/aids no Brasil; em seguida, analisou-se a **inserção social das pessoas com HIV e aids expressa sem suas condições de vida e de trabalho**, considerando-se: o grau de escolaridade; se realizava algum trabalho: qual era sua ocupação e sua profissão; se não trabalhava: como vivia ou se sustentava; se houve mudança de emprego após o diagnóstico de HIV e aids então, no que trabalhava e em qual profissão.

Depois, se analisaram as **relações familiares**, no que dizia respeito à conjugalidade e à parentalidade. A análise da conjugalidade envolveu: estado civil; se o usuário tinha companheiro fixo e, nesse caso: tempo em que estava com o companheiro, se ele sabia sobre a soropositividade, por que contou ou não sobre o HIV ao companheiro; se o companheiro era soropositivo e há quanto tempo; se o companheiro fixo usava e por que usava preservativos; se possuía outros relacionamentos afetivo-sexuais além do estável. A parentalidade envolveu: se possuía filhos, o número de filhos, os filhos mortos, os filhos soropositivos e se pretendia ter filhos.

Em seguida, analisou-se a **história da infecção e do adoecimento**, indicadores das condições de saúde dessa pessoa: há quanto tempo sabia ser soropositiva; como contraiu o vírus; se teve adoecimento, qual; se havia sido internada e quantas vezes. Somente a partir dos prontuários médicos: se teve falência dos antirretrovirais (ARV); se teve encaminhamento para saúde mental; se teve adoecimentos antes da entrevista psicológica; qual era a situação clínica quando foi feito o diagnóstico; se houve presença de doenças oportunistas e associadas; se houve sintomas psíquicos; quais eram as taxas de carga viral e de células CD4.

A próxima análise referiu-se às **relações sociais e aos significados de viver com HIV e aids**, abordando-se: se conversa com alguém sobre a soropositividade, com quem conversa, por que não conversa; quem sabe da soropositividade; recebe ajuda de alguém com a medicação, quem ajuda, razão de ter ajuda, gostaria da ajuda dos familiares, por que não gostaria dessa ajuda.

Finaliza-se essa parte de leitura crítica sobre viver com HIV e aids tratando-se de **adesão e vulnerabilidades**: para o usuário sem companheiro fixo, se usa preservativo; se não, por que não usa preservativo; qual o tempo entre o diagnóstico e o início do tratamento; se já fez transfusão de sangue e por quê; se faz uso de droga injetável; se está tomando medicação: como, por que e como toma; se conhece a prescrição médica; se a medicação afeta a rotina de vida diária e como afeta; se associa a medicação a alguma comida e o que faz associar; o que pensa sobre esquecer-se de tomar a medicação afetando a saúde; se recebeu informações de como tomar a medicação: quem informou e se as explicações foram suficientes, como lida com elas.

Após essa análise global de como se vive com HIV e aids, apresentamos um capítulo em que refletimos sobre a **construção de novas práticas**: a formação para atuar integrando assistência e pesquisa pela criação de um espaço reflexivo individual e grupal junto a pessoas e seus familiares vivendo com HIV/aids; finalizamos com uma bibliografia organizada por temáticas.

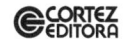

1

PANORAMA DO HIV/AIDS:
uma leitura crítica

Parâmetros de análise para trabalhar com pessoas vivendo com HIV/aids

Para falar de atuação e formação em Psicologia, é necessário explicitar os parâmetros norteadores dessa prática e abordar a especificidade da formação para atuar junto a pessoas vivendo com o HIV e aids.

Temos assumido na atuação e formação os princípios que embasam a Psicologia Sócio-histórica; utilizamos como critérios de análise as noções de unidade contraditória da matéria, de historicidade e de totalidade bem como as categorias de subjetividade social e individual expressas nos processos de saúde e doença presentes na área da Psicologia da Saúde.

A postura aqui assumida afirma que o indivíduo se constitui socialmente, ao mesmo tempo que constitui as condições sócio-históricas em que vive; é produto e produtor das condições objetivas e subjetivas de sua sobrevivência. Além disso, é um ser único, que envolve uma unidade contraditória entre corpo e psiquismo. O psiquismo, expressão subjetiva da realidade, manifesta a capacidade do corpo humano, especificamente do cérebro humano, capacidade esta que se desenvolve a partir do trabalho humano e do desenvolvimento social, mediado pela linguagem, emoção e pensamento. A consciência e o psiquismo

> representam a unidade do subjetivo e do objetivo, a unidade que depende do sujeito, do estado de seu sistema nervoso, de sua experiência individual, de sua situação social, de suas condições de vida etc. e do que não depende deles, mas é condicionado pela realidade e a reflete (Cheptulin, 1982, p. 98).

É essa concepção de psiquismo e de consciência que orientará nossa prática e a formação de profissionais para atuar na área de saúde e, especificamente, na prevenção e assistência à pessoas vivendo com HIV e aids.

A subjetividade não é algo que vem de "fora" e que aparece dentro do indivíduo, como também não é algo que vem de "dentro" e se expressa no mundo, pois se a entendermos assim mantemos a dualidade indivíduo e sociedade, não fazemos a superação dialética necessária. Dessa forma, a subjetividade "não é algo que aparece somente no nível individual, mas que a própria cultura dentro da qual se constitui o sujeito individual, e da qual também é constituinte, representa um sistema subjetivo, gerador de subjetividade" (Gonzalez Rey, 2003, p. 78).

Assim, "o sujeito representa a singularização de uma história irrepetível, capaz de 'captar' elementos de subjetividade social que somente serão inteligíveis ao conhecimento por meio da construção de indicadores singulares presentes nas expressões individuais" (González Rey, 2003, p. 136).

A introdução da categoria de subjetividade social é uma forma de superar a dicotomia indivíduo e sociedade, além de romper com a visão de que a subjetividade seria um fenômeno exclusivamente individual. É a oportunidade de entendê-la como um sistema complexo produzido simultaneamente no nível social e individual,

> independentemente de que em ambos os momentos de sua produção reconheçamos sua gênese histórico-social, isto é, não associada somente às experiências atuais de um sujeito ou instância social, mas à forma em que uma experiência atual adquire sentido e significação dentro da constituição subjetiva da história do agente de significação, que tanto pode ser social como individual (González Rey, 2003, p. 202).

É na vivência da dialética constante da subjetivação e objetivação que o indivíduo se constituirá e à sua forma de pensar, de sentir, de agir, construindo nesse processo suas escolhas, sua identidade, seu viver e seu adoecer.

Vejamos a questão da subjetividade do ponto de vista da saúde, pois é nessa área que estamos trabalhando. Entendemos saúde como um processo de equilíbrio ativo que se expressa na qualidade de vida dos sujeitos e da comunidade da qual fazem parte.

A dialética saúde-doença integra as dimensões da biologia, da ecologia, da sociologia, da economia, da cultura, da subjetividade de cada ser humano e dos valores e significações que atribuímos à vida expressas na subjetividade social. Essa concepção permite romper com a visão ideológica de saúde e doença, em que elas aparecem como responsabilidade única e exclusiva do indivíduo, e as questões sociais, culturais e históricas ficam reduzidas a ações individuais. Nesse contexto, observamos no imaginário popular as concepções de doença como culpa, castigo por ações ou omissões individuais próprias e/ou de parentes próximos (Berlinguer, 1988).

A doença pode ocorrer por mal-estar, insegurança social, estresse, tensões no ambiente social, déficits orgânicos, problemas ambientais e ecológicos. Disso decorre que saúde demanda um projeto social com dimensões econômica, política, social, médica e psicológica (San Martin, 1986; Illich, 1981; Field, 1992; Cohn et al., 1991). É essa perspectiva que nos permite falar da Psicologia na saúde. No processo dialético de constituição do sujeito, ele constrói também sua saúde ou sua vulnerabilidade, que pode gerar situações de adoecimento e de risco à vida.

A saúde não é dada, mas é uma conquista de cada um, da comunidade e da sociedade em geral, expressando a subjetividade individual e social de determinado momento histórico. Cabe à Psicologia importante papel como facilitadora do desenvolvimento desse projeto individual e coletivo. Criar e preservar a saúde envolve uma "atitude ativa de fazer face às dificuldades do meio físico, psíquico e social, de entender sua existência e, portanto, de lutar contra elas" (Gonçalves, 1981, p. 1425). Viver da melhor forma possível dentro da limitação implica ser ativo e não conformado. "Entendemos que a saúde psicológica dos sujeitos está exatamente na possibilidade de enfrentar cotidianamente o mundo, de modo a interferir nele, construindo soluções para dificuldades e problemas que se apresentam" (Bock, 2001, p. 161).

No conjunto social, por meio, fundamentalmente, de mediações como a linguagem, o indivíduo vai desenvolvendo sua consciência, sua forma de significar o mundo; esse conjunto psicológico de significações — sentidos pessoais — orientam as suas ações (Aguiar et al., 2001). Assim, compreendemos que as formas que assumimos como identidade, personalidade e subjetividade são construídas historicamente pela humanidade e pelo indivíduo, em particular. A sociedade construída por nós propicia os limites e as possibilidades de "ser".

O que é considerado normal em nossa sociedade é o que interessou aos seres humanos valorizar; não é natural nem eterno. Tudo no psiquismo humano pode ser diferente. Os modelos de normalidade e de saúde precisam ser considerados historicamente, e ao se constituir o psiquismo humano apresenta uma gama infinita de diferenciações, formando a subjetividade e a individualidade de cada um. Portanto, entendemos saúde como a busca constante de equilíbrio do indivíduo como um todo, inserido no tempo e no espaço, produzida socialmente. É um processo qualitativo complexo que define o funcionamento integrado do organismo, expressando um corpo simbólico, somático e psíquico, formando a unidade em que ambos são inseparáveis, com qualidades próprias, não se reduzindo um ao outro (González Rey, 2004, 2004a; Kahhale, 2003b).

Dessa forma, a pessoa com HIV e aids vive simbólica e corporalmente esses processos contraditórios de saúde e doença, que exigem se perceber e se constituir protagonista na direção da construção de projetos de vida, pessoais e coletivos, que expressem qualidade de vida e que encerrem, em si mesmos uma pluralidade e uma complexidade que precisam ser consideradas diante dos fenômenos de saúde e doença. Essa complexidade, ao ser considerada, abre portas para que se pense o sujeito na singularidade de seu processo.

Essas considerações são importantes porque podem ajudar o profissional de saúde a se colocar em posição de relações mais autênticas com os sujeitos que procuram as Unidades de Saúde para tratamento. No caso de pessoas infectadas com o vírus HIV, é de particular importância essa abertura para apreender o processo de subjetivação de cada um. A experiência vivenciada com essas pessoas no período em que se desenvolveu a assistência/pesquisa Relações de gênero e sexualidade: a transversalidade com a adesão ao tratamento em HIV/aids colocou os profissionais que dela participaram diante de uma diversidade de fatores relacionais, sociais e constitutivos que demandaram a apreensão do processo vivido pelos usuários.

Para a Psicologia Sócio-histórica, apreender significa um processo dialético entre profissional/pesquisador e usuário/participantes da pesquisa, no qual os dois acessam a identidade do participante possibilitando ressignificações e enfrentamento das contradições vividas. Para tratar da questão dos sentidos subjetivos implicados no objeto de estudo deste trabalho, relações de gênero e adesão, partiremos da articulação teórica das categorias de identidade e metamorfose (categorias de base metodológica sistematizadas por Ciampa, 1986) e da concepção de saúde e corpo simbólico.

A identidade expressa a subjetividade do usuário em suas três dimensões: pensamento, emoção e atividade. A configuração da identidade revela a forma da pessoa com HIV viver sua sexualidade e as relações de gênero. Nesse processo de apreensão, é necessária uma ação conjunta entre profissional/pesquisador e usuário/participante, o qual ao mesmo tempo que adquire consciência do processo também constrói propostas e define os passos a serem dados para viabilizar a metamorfose.

A saúde refere-se ao campo simbólico que constitui ou integra o sujeito, o qual possui um corpo passível de adoecer; vive em determinadas condições que facilitam ou não seu adoecimento; está inserido em uma cultura que lhe oferece referência para significar o que se passa com sua saúde e para lidar com o real; se integra em um coletivo coprodutor (com ele) de sua situação, qualidade e condição de saúde. Todas as condições e aspectos da vida social e do corpo serão significados pelo sujeito. Sua vivência corporal terá um correspondente simbólico que integra sua subjetividade, facilitando, possibilitando ou dificultando sua recuperação. Esses corpos simbólicos, expressando uma subjetividade construída ao longo da história pessoal e social de cada indivíduo (Kahhale, 2001 e 2003b), serão nosso ponto de partida: a adesão ao tratamento antirretroviral e o uso de preservativos expressam as relações de gênero e a orientação sexual do usuário, capaz de ressignificar sua trajetória na perspectiva de protagonista e coator social de seu processo de saúde.

Contextualização da epidemia do HIV/aids

A descoberta do vírus da aids e sua rápida evolução: a epidemia[4]

Desde sua descoberta, na década de 1980, o Vírus da Imunodeficiência Adquirida (HIV) mereceu atenção especial. Primeiro por sua alta taxa de mortalidade, depois pela infecção rápida e desgovernada e a seguir por sua ausência de cura. Colocou toda sociedade em estado de alerta, gerando emoções contraditórias e julgamento de valores frente às formas de transmissão e assistência disponíveis (Almeida e Labronici, 2007, p. 264).

Apesar dos altos investimentos econômicos, sociais e educativos, os dados de 2003 mostram uma porcentagem bastante preocupante da infecção:

> Estima-se que atualmente existam cerca de 42 milhões de pessoas infectadas por HIV ou já com os sintomas da aids em todo o mundo, com mais de 22 milhões de pessoas falecidas por esse motivo e com o surgimento de aproximadamente cinco milhões de casos a cada ano. Apesar da situação mais preocupante estar na África, onde a epidemia ainda encontra-se em expansão, em alguns países da América Latina ela está apenas parcialmente contida, enquanto na Europa ocidental os novos casos de HIV e aids diminuíram nos últimos (Castro e Remor, 2004, p. 244).

Ainda em sua história, a aids marcou significativas diferenças entre as outras doenças graves, como o câncer ou outros agravos à saúde sem cura em tempos remotos, como a peste bubônica, a hanseníase e a sífilis. Obviamente, a infecção atingiu o Brasil com toda a sua força, porém não podemos negar um diferencial. O tratamento da aids no Brasil ganhou atenção especial em função das organizações da sociedade civil que ajudaram a organizar e viabi-

---

4. Colaborou L. Pereti, PIBIC/CNPq.

lizar políticas públicas específicas e um combate e prevenção especiais (Castro e Remor, 2004).

Apesar de a razão homem/mulher infectados ter diminuído e de o número de infectados com aids estar em queda nos últimos anos, vejamos a evolução da epidemia de 1996 a 2007, segundo o Sistema Monitoraids:[5]

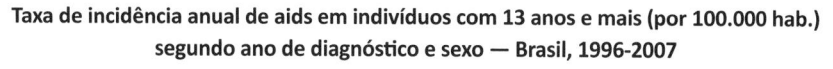

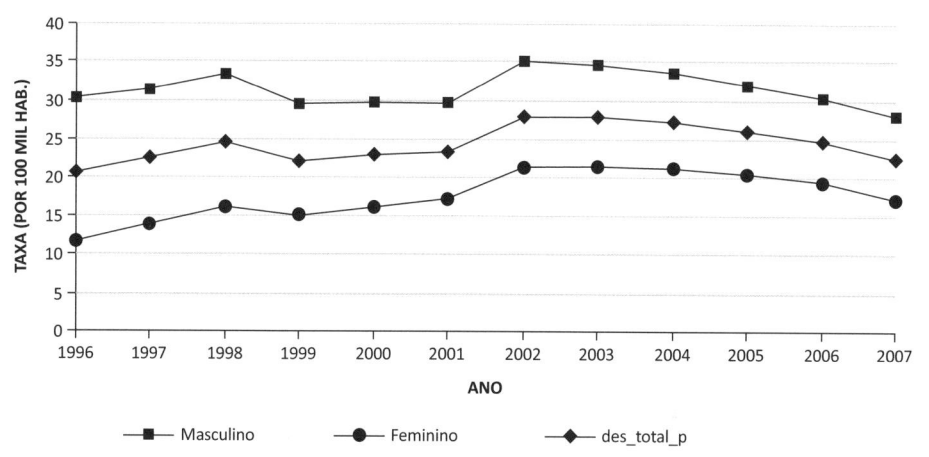

Taxa de incidência anual de aids em indivíduos com 13 anos e mais (por 100.000 hab.) segundo ano de diagnóstico e sexo — Brasil, 1996-2007

Fonte: Banco relacionado: Sinan/Aids + Siscel/Siclom +SIM; IBGE. Informações do Instituto Brasileiro de Geografia e Estatística. **Nota**: Sinan e Siscel até 30 jun. 2008 e SIM de 2000 a 2007.

A descoberta de novas drogas também favoreceu a qualidade de vida da população infectada, sendo que tal problemática será explorada no decorrer dos capítulos seguintes.

Nenhuma dessas doenças teve consequências tão devastadoras, no âmbito social, econômico e político, em um tempo tão relativamente curto, como a aids. Desde o seu surgimento no ocidente, em 1981, a aids representou, para o conjunto

---

5. Disponível em: <www.aids.gov.br/monitoraids>.

da população, muito mais que apenas uma doença, tornando-se rapidamente um fenômeno social que veio ocupar "o lugar" da doença mais estigmatizante da sociedade, que antes era ocupado pelo câncer, e que já havia sido da sífilis, da lepra e da peste, entre outras doenças infectocontagiosas (Barbará et al., 2005, p. 331).

E como aquela que ocupou o lugar estigmatizante na sociedade, veio o preconceito. Além da mortalidade rápida, a forma de infecção principal — o sexo —, todos os tabus da sociedade foram colocados à prova. Primeiro por se caracterizar como a doença dos homossexuais, depois das profissionais do sexo. Somente mais tarde o vírus ganhou a população em geral, e hoje não temos mais como caracterizar uma população de risco pleno, ou seja, de risco. Vamos nos prender brevemente sobre o preconceito.

Lacerda e outros (2002), ao analisar o preconceito, apontam para alguns posicionamentos, por exemplo, uma característica psicológica do indivíduo: uma frustração reprimida e deslocada para grupos mais fracos; ou o desenvolvimento de um tipo de personalidade autoritária; ou a pouca disposição à abertura mental; ou a falta de contato com membros de grupos minoritários. O preconceito contra minorias sexuais é ainda mais grave, apesar dos avanços nos direitos humanos nos últimos vinte anos. Há até hoje, em muitos países, punições severas por práticas homoeróticas. Tal preconceito teve que ser revisado por causa do HIV. Se antes somente os homossexuais eram o grupo de risco, a abrangência da doença se ampliou rapidamente. Outros grupos, até então menos expostos aos riscos do HIV, atualmente também se encontram vulneráveis, como os heterossexuais.

A suposta seletividade da doença para com um determinado grupo ou um determinado modo de vida criou uma primeira representação para o fenômeno: na homossexualidade poderia estar sua origem, o que tornava os homossexuais uma população considerada, na terminologia epidemiológica, "de risco". O uso da expressão "grupo de risco", embora comum no âmbito da epidemiologia, marcaria de forma indelével a construção social e histórica da aids. Mais tarde, constatou-se a propagação da doença para novos segmentos populacionais, constituídos por indivíduos igualmente marginalizados como usuários de drogas, prostitutas, travestis, o que veio acrescentar, ao ainda utilizado conceito de grupo de risco, elementos da pretensa realidade vivida por estes grupos, realidade que comportaria a promiscuidade, a imoralidade, o vício, a transgressão. A aids chegou a ser chamada, nos Estados Unidos, por determinado período, a doença dos quatro H: homossexuais, hemofílicos, haitianos e heroinômanos e, mais tarde, *hookers*, ou prostitutas (Barbará et al., 2005, p. 332).

Tal marca — a transmissão pelo sexo — fez do HIV ainda mais do que a possibilidade de contrair uma doença mortal para o físico. Tornou-o o vírus de uma doença moralista, em que os infectados eram excluídos e ridicularizados. Uma doença de conotação moralista só poderia ter criado um padrão de preconceito bastante alto, principalmente com profissionais do sexo, homossexuais e travestis. Além da doença do corpo, as pessoas vivendo com HIV sentiram-se excluídos do convívio público. E os estudos só confirmaram tal hipótese. Além de tal preconceito, o sexo passou a ser visto como ameaçador, e o moralismo se acentuou, pois se percebia a continuidade da humanidade ameaçada pelo caráter epidêmico da aids (Barbará et al., 2005).

Após duas décadas de constante pesquisa de intervenção no âmbito da aids, percebe-se como consequência que o impacto do HIV na vida das pessoas afetadas sofreu mudanças, e as necessidades psicológicas dos indivíduos também. Alguns trabalhos têm alertado para essas novas necessidades psicossociais, como: mudanças na expectativa de vida e, portanto, revisão das perspectivas de futuro; necessidade de redefinição dos objetivos pessoais, da situação profissional e dos relacionamentos; necessidade de re-avaliar as expectativas, crenças e benefícios com relação ao tratamento; necessidade de normalizar os vínculos afetivos e as relações sexuais, entre outros (Castro e Remor, 2004).

Dentro dessa nova condição, o que podemos esperar para o infectado pelo HIV é qualidade de vida. Durante algum tempo, somente as condições médicas e sociais eram levadas em conta, com a comparação entre pessoas assintomáticas e doentes de aids.

Como a soropositividade pode implicar grande variabilidade da condição clínica, uma tendência clara dos estudos sobre qualidade de vida [QV] tem sido a comparação entre pessoas assintomáticas e aquelas sintomáticas/doentes de aids. Os achados indicam que as segundas apresentam piores escores de avaliação da QV, bem como do funcionamento físico e psicológico. [...] Pessoas soropositivas pobres obtiveram médias significativamente mais baixas em vários dos indicadores avaliados, como qualidade de vida geral, bem-estar emocional, funcionamento cognitivo e funcionamento social. Esses resultados apontam para as dificuldades das pessoas que, além da condição de enfermidade, lidam com carências sociais e econômicas que seguramente têm impacto na QV (Seidl et al., 2005, p. 188).

Porém, nesse primeiro momento de pesquisa sobre qualidade de vida, ainda não se levavam em conta os aspectos psicológicos. Somente em um segundo momento, a partir de 1990, tais aspectos foram considerados.

Pensar a aids dentro de uma lógica de qualidade de vida estava presente desde a organização inicial do modelo de atendimento, e das primeiras respostas do estado brasileiro à epidemia, no início de 1983, com a organização do Programa Estadual de DST/AIDS de São Paulo. Dois aspectos merecem destaque nessa fase inicial: a articulação orgânica da vigilância epidemiológica ao atendimento dos casos, definindo critérios para diagnóstico e fluxos de informação; e a presença atuante do movimento social organizado, particularmente do movimento *gay*. Essas características se mantêm presentes ao longo dos vinte anos de desenvolvimento do PNDST/aids e imprimem marcas específicas às políticas institucionais de organização da assistência, representadas por uma ativa interação dessa organização com a dinâmica epidemiológica da epidemia e pela opção em se fortalecer os mecanismos de diálogo e articulação com o movimento social (Nemes et al., 2004).

O PNDST/HIV/AIDS (Brasil, 1999) insere-se nos princípios do Sistema único de Saúde (SUS) de integralidade, igualdade, regionalização e equidade.

A questão do gênero feminino

É importante atentar também para o delineamento da epidemia que se modifica ao longo dos anos. Atualmente se percebe, nas estatísticas, um aumento constante de mulheres diagnosticadas como portadoras do HIV. Em 1985 havia uma proporção de 27 homens para 1 mulher infectada; já em 2004, constatou-se uma proporção de 2 homens para 1 mulher (Brasil, 2004).

O Plano Integrado de Enfrentamento da Feminização de AIDS/DST (Brasil, 2007) discute sete principais focos de vulnerabilidade do gênero feminino: DST, violência sexual e doméstica, raça e etnia, juventude, pobreza, drogas e estigma e violação dos direitos humanos.

Todos eles apontam para a desigualdade de gênero, econômica, social que levam as mulheres a ter limitações de informação, diagnóstico e tratamento, dificuldades no acesso aos equipamentos de saúde e aos insumos de prevenção.

Além disso, revelam a crescente participação da mulher na composição da renda familiar, quando não é a única responsável pelo sustento da família.

Esses dados apontam não só para a transformação do papel feminino ao longo dos anos, mas também para a importância de seu autocuidado, pois além de ser quem mais exerce o papel de cuidadora, seu adoecimento compromete a estabilidade econômica familiar.

Salla (2005), ao retomar o processo histórico e cultural até a Idade Média, aponta que nessa época se privilegiavam a guerra e a força física, nutrindo-se profundo desprezo pela mulher. Para garantir um lugar na família, ela precisava ser mãe e ter filhos homens. As mulheres em condição de pobreza, mesmo trabalhando, estavam sempre sobre o domínio do marido.

Os escritores da época eram quase que exclusivamente homens, muitos deles pertencentes ao clero. Dessa maneira, a imagem da mulher era moldada pelas expectativas masculinas da virtude e do pecado, tanto no imaginário dos homens quanto no das mulheres.

É nesse período que surge o amor cortês, que estabeleceu as virtudes e as qualidades femininas que habitavam o imaginário social. A mulher não tem papel principal. É o homem o agente da história. É ele quem se desdobra por sua dama. É um jogo em que o prêmio é a mulher. Porém, isso acabou por gerar uma expectativa nas mulheres em atender as virtudes e qualidades estabelecidas, sem uma reflexão se essas virtudes correspondiam às demandas que faziam. Esse fato pode ser notado até os dias atuais: as mulheres continuam tentando a atender às expectativas masculinas e da sociedade, e por vezes deparam com a dificuldade em evitar comportamentos de risco para sua saúde.

Para Lipovetsky (2000), a partir do século XII, o amor jamais deixou de ser celebrado e idealizado. Remodelou a maneira de ser e fazer dos homens e das mulheres. A aspiração e a idealização do amor conservaram traços quase que permanentes, tais como estar além da atração sexual e do desinteresse financeiro e social, sendo reconhecidas apenas a liberdade e a autonomia do sentimento.

Ele almeja a reciprocidade — amar e ser amado. Mas a cultura amorosa construiu-se segundo uma lógica social de assimetria entre o papel dos homens e o das mulheres. Apesar de exaltar a igualdade e a liberdade dos amantes, o amor se construiu com base na desigualdade estrutural entre os gêneros (Kehl, 1998; 2002). Para o homem, o amor não se dá como uma vocação, um ideal de vida capaz de absorver toda a sua existência. Já para a mulher, é conferido esse caráter: a mulher vive e pensa somente no amor, a mulher apaixonada constrói toda a sua vida em função do ser amado. Simone de Beauvoir (1980 [1949]) ressalta que o amor na vida das mulheres não ocupa lugar maior que os dos filhos, da vida material e das ocupações domésticas, mas assinala que a maioria delas sonha com o grande amor.

A partir do século XX, é a cultura de massa que exalta a vocação feminina para o amor, e o amor se impôs como um polo constitutivo da identidade feminina. Surge uma ideologia que identifica a felicidade feminina com a realização amorosa, a qual permeia o universo das relações afetivas. E muitas vezes os cuidados como o uso de preservativo é abolido em nome do amor.

Várias mulheres relatam ter sido infectadas por seus companheiros, e que esses por vezes sabiam que eram soropositivo, mas não cuidaram das parceiras no sentido de não as infectar. O interessante é que elas consideraram o fato de ser infectadas como mais um elo que os uniria e que eles viveriam felizes para sempre. Algumas sofrem muito mais a perda desses companheiros por falecimento ou por término da relação do que pelo agravo à saúde, como contrair o HIV (Kahhale et al., 2008).

Em relação à saúde masculina, as ações realizadas no nível da atenção básica voltam-se à distribuição esporádica de preservativos masculinos por unidades básicas de saúde ou à procura de conhecimento e descrições de práticas sexuais e comportamentais dos homens que possam agregar riscos de infecção ou de transmissão do HIV. Os homens necessitam ser vistos em sua singularidade e diversidade, no âmbito de suas relações com o outro, seja a parceria afetivo-sexual, seja seu grupo de iguais, assim como com sua rede de inserção sociocultural (Gomes, 2003), visto que sofrem pressões sociais para ratificar modelos de uma masculinidade dominante. No entanto, o modelo hegemônico de masculinidade deparara-se simultaneamente com um caráter plural e dinâmico de outras masculinidades também reais e que devem ser consideradas no trabalho cotidiano de assistência à saúde (Borges e Schor, 2007).

Simona et al. (2002) investigaram as percepções sobre a aids para o desenvolvimento de programas de prevenção de aids entre a prostituição juvenil feminina. Embora todas as entrevistadas tenham demonstrado conhecimento sobre HIV e práticas sexuais seguras, essas informações se contradizem com a crença no destino como determinante para a infecção pelo HIV, bem como com a busca de afetividade nos relacionamentos, com o companheiro, o namorado ou o cliente fixo. Essas contradições agem como possíveis fatores impeditivos para adoção de comportamentos preventivos consistentes.

Alves et al. (2002) discutem a questão da convivência prolongada entre os casais como um fator que deixa a mulher com o sentimento de que está imune, porém que a confiança no companheiro, base das relações amorosas, não leva em consideração a vida pregressa dele. Nesse sentido, pode-se pensar que a fidelidade e a situação conjugal aparecem como imunização contra a infecção e acabam sendo facilitadores da negação do risco.

Estudos apontam que a aids afeta com maior severidade mulheres que habitam regiões onde o modo de infecção que prevalece é o da relação heterossexual. Soma-se a isso o fato de que as mulheres correm mais riscos de ser infectadas durante as relações sexuais do que os homens.

Tratando especificamente dos riscos relacionados ao HIV e à aids, faz-se necessário falar da vida sexual dos indivíduos, das relações sociais e econômicas e dos valores implícitos a elas.

Essa vulnerabilidade se perpetua porque os jovens continuam apoiando premissas tradicionais sobre estrutura e papéis da família. O processo de socialização da juventude atual ainda contém elementos tradicionais que perpassam gerações, em que se valoriza o amor romântico como base para o relacionamento conjugal. Se pensarmos que a mulher mantém maior responsabilidade na educação dos filhos, esses valores continuam arraigados no imaginário feminino.

O Brasil passa por um período de transição, em que o velho e o novo, as contradições coexistem. Ainda que seja inegável a emancipação da mulher no domínio público e privado e que, portanto, novos e diferentes papéis são assumidos por elas, apesar das mudanças estruturais da família, alguns valores e crenças parecem continuar imunes a essas transformações.

Os papéis de gênero condizem com interpretações tradicionais de que no Brasil a cultura é ainda machista. Coloca-se o homem no papel de controle, e a mulher no de subordinação.

De Souza et al. (2000) ressaltam a ideia do modelo de Maria, que muito tem influenciado a vida da mulher brasileira e que idolatra a mulher mártir, que se autossacrifica para ser boa esposa e mãe. O espaço público é tipicamente masculino, enquanto o espaço privado é feminino. Ainda existe um duplo padrão sexual, em que os homens com várias parceiras são vistos como garanhões e as mulheres com vários parceiros são vistas como prostitutas.

Alves et al. (2002) consideram que, apesar dos relatos de práticas de risco, os mecanismos psicossociais que favorecem ou dificultam as mudanças, afetando a vulnerabilidade feminina, são ainda pouco enfocados.

As mulheres encontram-se em situações desfavorecidas para tomar iniciativas que evitem a infecção pelo HIV. O difícil acesso à escola, o desemprego, a falta de moradia, a falta de serviços de saúde, mantêm a mulher na condição de dependente do gênero masculino, e essa relação de poder leva à dificuldade de negociação de práticas de sexo seguro.

Tamayo et al. (2001), em estudo para identificar fatores preditivos da adoção de comportamentos preventivos, referem-se aos valores como principais fatores que influenciam e determinam o comportamento social. Usar preservativos relaciona-se aos valores que quebram o *status quo*, portanto valores que promovem abertura à mudança. O não uso do preservativo correlaciona-se com valores mais tradicionais e conservadores, que não comprometem os costumes vigentes nem a ideologia religiosa.

Segundo Assmar et al. (2000), as premissas histórico-socioculturais — crenças inquestionáveis consensualmente aceitas por um grupo social — desempenham papel-chave na compreensão do comportamento individual. Quanto maior a adesão às premissas, mais tradicional o indivíduo é. Em estudo sobre quais premissas exerciam maior influência sobre a família brasileira em função do sexo e da idade, obteve-se como resultado que os homens, mais intensamente que as mulheres, endossaram a ideia da superioridade masculina em relação à mulher e, portanto, uma dominação sobre ela; os homens consideram a importância da família como mantenedora e transmissora das tradições culturais e ainda valorizam a manutenção da virgindade feminina como um comportamento de recato a ser seguida pelas solteiras. É nesse contexto sociocultural que a mulher torna-se mais suscetível à infecção do HIV.

Masculino x feminino: questões de gênero

No processo de constituição de mulher e de homem, ocorre um investimento continuado e produtivo dos sujeitos — ainda que nem sempre de forma evidente e consciente —, visando à determinação de suas formas de ver ou vivenciar sua sexualidade e seu gênero (Louro, 2001). Assim, apesar de todas as oscilações, contradições e fragilidades que marcam o investimento cultural de uma sociedade, ela busca, intencionalmente, "fixar" uma identidade masculina ou feminina "normal" e duradoura. Esse intento acaba articulando as identidades ditas "normais" a um único modelo de identidade sexual, qual seja a identidade heterossexual concebida como natural, universal e normal. Nesse sentido, supõe-se que todos os sujeitos tenham inclinação *inata* para eleger como objeto de seu desejo, como parceiro de seus afetos e de seus jogos sexuais, alguém do sexo oposto. Consequentemente, outras formas de sexualidade são constituídas como antinaturais, peculiares e anormais.

Em relação à diversidade de orientação sexual, em certos países a Constituição assegura um conjunto de direitos aos homossexuais, enquanto noutros as práticas homoeróticas são punidas severamente. Nesse sentido, embora a Constituição brasileira proclame a promoção do bem-estar de todos sem distinção de raça, sexo, idade e origem, talvez, no Brasil de hoje ainda seja muito aflitivo ter orientação homossexual (Lacerda et al., 2002).

Lacerda et al. (2002) estudaram estudantes universitários em João Pessoa, no que se refere às explicações sobre a origem da homossexualidade. Constataram que os estudantes organizaram seu posicionamento de acordo com os cinco tipos de explicações identificados na literatura sobre a história da sexualidade. As explicações ético-morais reuniram as crenças de que a homossexualidade está relacionada à falta de caráter, de respeito e de valores morais do sujeito. As explicações religiosas colocaram o homossexual como uma pessoa que não segue a palavra de Deus e que é fraca espiritual e religiosamente para resistir às tentações. As explicações psicossociais foram constituídas pela crença de que a homossexualidade não é doença e que deve ser compreendida em sua totalidade, pois se trata de uma orientação sexual como outra qualquer. As explicações psicológicas foram formadas pela crença de que a homossexualidade está relacionada, sobretudo, aos traumas sexuais vividos na primeira infância. Finalmente, as explicações biológicas fundamentaram-se numa avaliação da homossexualidade como uma doença provocada por distúrbios de natureza fisiológica, hormonal ou gestacional.

Os autores levantam a hipótese que o caráter eminentemente depreciativo da homossexualidade masculina se deva ao fato de esta ser considerada um desvio da norma cultural desenvolvida por uma sociedade machista, que construiu uma imagem do homem como hierarquicamente superior à mulher, cuja honra é ferida quando o indivíduo (macho) passa a adotar características femininas. Esta hipótese coloca a análise do preconceito contra homossexuais no quadro das relações de poder entre grupos (Lacerda et al., 2002).

Assim, cabe aos serviços de saúde considerar as relações de gênero como imperativas no dimensionamento das questões relativas ao incremento da adesão ao tratamento do HIV e aids, levando em conta estratégias que tangenciem questões pertinentes aos papéis e expectativas socialmente construídos em relação ao feminino e ao masculino.

Enfrentar essa complexidade não é tarefa fácil, mas parece ser o caminho para o desvelamento de possibilidades para que as pessoas se tornem protagonistas de sua história.

Segundo Borges e Schor (2007), os homens têm motivações diferenciadas das que as mulheres possuem para o engajamento na vida sexual, e aparentemente são fruto da construção de sua identidade masculina baseada nas relações de gênero e nos sentidos pessoais construídos ao longo de sua vida. Isto posto, podemos supor que a maneira de lidar com o HIV e a aids também se expressa diferentemente do que ocorre com as mulheres.

O poder diferenciado entre mulheres e homens também amplia a vulnerabilidade das mulheres, pois relega a sexualidade feminina ao silêncio, sobretudo no que diz respeito aos cuidados com o corpo e com a saúde sexual. Sofrem discriminação, abandono e violência física e sexual, muitas vezes perdem o marido ou companheiro por causa da aids. A viuvez pode significar a perda do lar, da herança, de posses, dos meios de subsistência e mesmo de seus filhos (Schor, 1995; Brasil, 2007; Unaids, 2006).

Na perspectiva dos papéis relacionados ao exercício da masculinidade em nossa sociedade, noções como a de que os homens devem iniciar a vida sexual o mais cedo possível, ter muitas parceiras sexuais, "controlar" as parceiras e que as práticas sexuais sem o uso do preservativo são mais prazerosas constituem o centro da vulnerabilidade das mulheres no que diz respeito à prevenção da infecção pelo HIV/Aids e outras DST. A reprodução de papéis tradicionais nas relações de gênero e de poder entre os gêneros interfere na capacidade de negociação de práticas de sexo mais seguro com o parceiro (Brasil, 2007).

Sobre adesão e protagonismo

É necessário lembrar que "o tratamento bem-sucedido deve envolver e comprometer diferentes atores e setores numa relação de integralidade e interdisciplinaridade" (Raxach et al., 2003, apresentação). Assim, ao pensar nas estratégias para aderir ao tratamento dos usuários do sistema de saúde, devemos integrá-las com as ações da equipe de saúde e auxiliar os usuários para que criem sua própria forma de integrar o tratamento a seu estilo de vida.

Assumimos aqui que a adesão envolve mais do que tomar medicação, quando prescrita; implica também autocuidado para manutenção da saúde, prevenção secundária da reinfecção pelo HIV, presença às consultas e exames agendados, ou seja, readequação do estilo de vida da pessoa que vive com HIV e aids.

A adesão total — medicação e uso de preservativo — significa tomar os remédios todos os dias, sem exceção, e nos horários prescritos pelo médico; também significa usar preservativos (masculino ou feminino) em todas relações sexuais, independentemente da modalidade: oral, vaginal ou anal.

A adesão total mostra-se fundamental para manter a qualidade de vida da pessoa infectada e afastar a possibilidade de queima de esquemas medicamentosos (Freitas, 2005; Christhovam, 2005). Essa complexidade no tratamento coloca questões em relação às políticas de assistência vigentes. Apenas a distribuição gratuita não é suficiente. É necessário criar estratégias para tentar garantir uma adesão de 100% do usuário ao tratamento, levando-os a se constituírem como protagonistas de seu processo de saúde.

Considerando o acima exposto, faz se necessário pensar na estruturação de novas estratégias que visem considerar as desigualdades em função dos sexos e as características de gênero que configuram as diferenças entre as pessoas. As estratégias normalmente pressupõem um mundo idealizado, onde todos são iguais e livres para tomar decisões sobre a própria vida, ignorando que as relações de gênero permeiam e, por vezes, determinam os atos cotidianos da população.

Segundo Lunardi et al. (2004), a autonomia do usuário se refere à liberdade deste na relação com o profissional de saúde. O profissional de saúde deve ter como horizonte a autonomia do usuário, tratando-o como sujeito capaz de buscar conhecer seu cuidado, participando do processo de assistência. Muitas vezes, no cuidado, o profissional estabelece relação com o cliente de forma verticalizada, sem se questionar como ele se sente, o que deseja e o que prefere.

Para tomar a medicação de forma correta, é preciso que o usuário saiba como tomá-la, que organize seu dia a dia para inserir a medicação na rotina diária, que identifique e questione sua concepção e sentimentos ligados a tomar remédios a vida afora, que reflita se usar preservativo pode ou não interferir na sua adesão e nas suas relações afetivas, que questione e posicione-se ativamente nas relações familiares e de trabalho.

Nossa prática de assistência e pesquisa qualificada indicou que a história dos aderentes é de superação de dificuldades relacionadas, sobretudo, à adaptação da medicação ao estilo de vida, às questões vinculadas ao estigma da doença e às crenças negativas sobre os medicamentos, que vai ao encontro dos achados de Nemes (2000).

Essas questões possuiriam papel mais importante na adesão do que as dificuldades ligadas diretamente às drogas prescritas (quantidade e tipo de comprimidos, restrições alimentares, horários etc.). Há necessidade de aceitação da doença e de se estabelecer uma relação de confiança com o médico e com a equipe de saúde (Cardoso e Arruda, 2004).

Adesão e relações de gênero

Nossa prática de assistência e pesquisa integradas permite dizer que as relações de gênero estão em posição central e estratégica, quando se avalia a adesão ao tratamento antirretroviral.

Alves et al. (2002) analisaram a percepção do risco de infecção pelo HIV em mulheres infectadas, antes de elas receberem o resultado positivo. Apesar de ter consciência de que essa doença pode atingir qualquer um, nenhuma das 26 mulheres estudadas acreditava estar infectada pelo HIV/aids. Os mecanismos psicológicos, "negação", "evitação", "onipotência do pensamento" e "projeção" foram os que puderam ser identificados como aqueles que as mulheres mais utilizaram para lidar com as dificuldades e as ansiedades decorrentes da percepção de risco e das normas e relações de gêneros hegemônicas presentes na cultura brasileira. Verificou-se que, se por um lado o uso desses mecanismos alivia a angústia, por outro aumenta a vulnerabilidade das mulheres. Elas se sentem incapazes de atuar, e muitas mantêm relações sexuais desprotegidas com os parceiros, expondo-se à gravidez indesejada e à reinfecção.

Pesquisas do Programa Conjunto das Nações Unidas sobre o HIV/Sida (Unaids, 2002) trazem exemplos importantes que reforçam os estigmas em relação ao papel de gênero, nos quais os homens são frequentemente perdoados pelo comportamento que resultou em sua infecção, enquanto as mulheres são responsabilizadas, abandonadas pelos maridos que as infectaram, rejeitadas pelos conhecidos e pela família. Por temer essa trágica situação, muitas delas preferem não conhecer sua condição sorológica ou, se a conhecem, preferem mantê-la em segredo.

Finkler et al. (2004) fizeram entrevistas versando sobre as negociações do casal para prática de sexo seguro. Apontam que o comportamento de risco tem a ver com os perfis encontrados nas relações de gênero: a submissão feminina e a razão e o poder masculinos, principalmente associados às práticas sexuais. Dificuldades na prática de sexo seguro em relacionamento heterossexual estáveis apontam para a necessidade de estudos que desloquem o foco do individual para o interacional. Os resultados apontam diferentes graus de suscetibilidade de risco: afirmação de não suscetibilidade; admissão de suscetibilidade; inserção contraditória e ambígua: suspeita de infecção por hábitos prévios e/ou remanescentes e franqueza com o parceiro quanto aos cuidados de prevenção. A análise mostrou que padrões relacionais entre gêneros fazem com que as mulheres abdiquem da prevenção em favor da manutenção do relacionamento e os homens aumentem sua suscetibilidade ao manter padrões de comportamentos considerados viris.

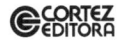
2

INSERÇÃO SOCIAL:
condições de vida e trabalho

O trabalho, o desemprego, a saúde e o HIV/Aids

Este capítulo tem o objetivo de refletir sobre a inserção social da pessoa vivendo com HIV e aids, tendo como recorte as questões do trabalho.

Tal recorte mostrou-se interessante, por conta da riqueza dos dados coletados pela pesquisa Relações de gênero e sexualidade: a transversalidade com a adesão ao tratamento em HIV/aids (Kahhale et al., 2008), focando as relações de trabalho e inserção social, que nos mostram alguns pontos importantes que deveriam ser desdobrados e aprofundados em estudos que buscam compreender a vida de pessoas que vivem com o vírus do HIV/aids.

De acordo com Heloani e Lancman (2004), entender o papel do trabalho no mundo atual é ultrapassar o significado do mesmo como venda da força de trabalho em busca de remuneração. Há também em torno do seu significado outros ganhos sociais, ou seja, o trabalho é um fator de pertinência nos grupos e é uma das importantes formas de inserção do homem no mundo e da própria constituição do humano.

Considerando o trabalho como forma de inserção no mundo, pode-se entendê-lo através de duas modalidades distintas: o "trabalho abstrato" e o "trabalho concreto". O trabalho abstrato é baseado na força produtiva, física ou social, enquanto o trabalho concreto possui um processo criativo, em que o fazer é um fazer com sentido. Este último traz a humanidade à ação do trabalhar expressando a práxis humana, enquanto seu aspecto abstrato o que está vigente é a lógica do capital e da mercadoria, ou seja, o homem se torna mero "objeto" para um fim determinado (Heloani, 2005).

Se o trabalho possibilita uma inserção do homem em relação ao mundo em que vive, o desemprego o priva de vários ganhos, como remuneração, estruturação do cotidiano, ampliação da rede social, metas e propósitos que transcendem o individual, *status* e identidade. Uma característica comum àqueles que perdem o emprego é a exclusão de uma instituição social que ocupava um grande espaço na vida do trabalhador (Ludermir, 2000).

No mundo da produtividade se vive uma precarização das relações de trabalho, uma intensificação do ritmo e uma grande exigência e carga, que amplia e agrava os adoecimentos, podendo causar afastamentos e aposenta-dorias. No entanto, o mesmo trabalho que leva ao sofrimento também traz prazer. Assim, perder o emprego significa ser retirado e excluído, jogado fora da realidade do trabalho e do mundo compartilhado.

O trabalho, tanto em relação a seu significado social quanto em relação à singularidade de quem vive a sua falta, mostra-se paradoxal, pois, uma vez que o trabalho se apresenta como importante questão em relação à saúde do homem, também pode ser aquilo que traz ou contribui para o adoecimento, seja em sua presença ou em relação à sua falta (Navarro e Padilha, 2007).

Considerando o sofrimento e restrição que sair ou ser mandado embora do trabalho possa trazer, cabe trazer uma articulação entre as questões do trabalho e as questões da saúde.

Borsoi (2007) faz um questionamento em relação a essa articulação: quantos médicos se preocupam em compreender a vida do trabalho de seu cliente? De acordo com o autor, nas atuais práticas de saúde, o mundo do trabalho e o mundo da saúde caminham separadamente, e dificilmente o primeiro se torna tema na relação do cuidado nas práticas de saúde. Essa articulação é presente apenas quando se refere aos adoecimentos causados pelo próprio processo de trabalho, sendo este considerado e cuidado em suas esferas específicas. Essa separação entre mundo da saúde e mundo do trabalho revela a concepção de saúde ainda extremamente restrita no cotidiano do cuidado.

Em tal modelo, a concepção de saúde é entendida como contraposição à concepção de doença, esta considerada restritamente como um desvio morfofuncional. De acordo com Guedes et al. (2006, p. 1096) para a biomedicina:

> As doenças são coisas de existência concreta, fixa e imutável, de lugar para lugar e de pessoa para pessoa, as doenças se expressam por um conjunto de sinais e sintomas, que são manifestações de lesões, que devem ser buscadas por sua vez no âmago do organismo e corrigidas por algum tipo de intervenção concreta.

Percebe-se que tal concepção entende a doença operacionalmente como objeto de pesquisa científica e intervenção, separado daquele que vive a doença. Em sua operacionalidade e objetividade, a doença se revela por seus sintomas e sinais, através de uma relação de causalidade em que a intervenção entraria como resposta mais adequada para a correção de tal desvio. Esse modelo biomecânico de explicação da doença já é questionado na literatura, mas mesmo sendo duramente questionado, ainda não interferiu nas direções das práticas de atenção à saúde e na reconstrução de um cuidado que considere os outros âmbitos da vida da pessoa (Tesser e Luz, 2002).

Como forma de se contrapor à concepção de doença baseada na assistência curativa e na intervenção medicamentosa, existe atualmente a prática da promoção de saúde, aplicando uma visão integrada do sujeito. Esse discurso considera, em relação ao adoecimento, as condições mais gerais da vida como forma de entender o adoecimento e a saúde. A promoção de saúde aspira intervir não apenas sobre o que se deve evitar para poder viver de forma saudável, mas amplia esse saudável para outros âmbitos da vida, como o físico, o mental e o social. Amplia-se o modo de conceber saúde para além do contraponto à doença e a amplia para aspectos gerais da vida. Portanto, dialoga-se na saúde com outros setores, em direção à intersetorialidade (Ayres, 2004).

Em relação ao cuidado das pessoas que vivem com HIV e aids mostra-se importante fazer a articulação não apenas entre o trabalho e a saúde, mas as articulações que se referem de modo mais amplo ao modo como os usuários vivem a vida. Porém, como o presente capítulo visa uma aproximação das questões do trabalho e da inserção social desta população específica, ficaremos apenas com este recorte.

O HIV e a aids tem sido pretexto para a discriminação no mundo do trabalho, sendo um dos motivos que excluem quem vive com o vírus, mesmo com a terapia ARV, que traz a possibilidade de viver anos, sem apresentar sintomas e podendo realizar a sua atividade profissional normalmente. O HIV/aids ainda está relacionado a uma série de imagens, como da morte, da menos valia, mantendo os que vivem com o vírus à margem no mundo. No mundo do trabalho o HIV e a aids não são entendidos e considerados como os outros agravos à saúde, sobre os quais as empresas e instituições têm responsabilidades. Existe dificuldade das empresas em administrar essa situação.

Fora do mercado de trabalho, as pessoas vivendo com HIV e aids convivem com a exclusão. Quando o diagnóstico é revelado no trabalho, o soropositivo passa a enfrentar situações difíceis, como lidar com o preconceito e o isolamento, além da ameaça de perder o emprego ou a estabilidade. Assim, o silêncio acaba sendo uma das saídas, em direção à autoproteção. A perda do trabalho pode trazer danos irreversíveis, como falta de perspectiva em relação à possibilidade de encontrar outro trabalho, além de prejuízos às condições de saúde, de sobrevivência e manutenção da autoestima. Outra coisa que ocorre como forma de proteção dos próprios soropositivos que trabalham é que eles se demitem quando surgem sintomas ou efeitos colaterais da medicação, como forma de não se expor. As faltas e a debilidade física são barreiras para o emprego e dificultam a procura por um novo serviço (Ferreira e Figueiredo, 2006).

A feminização e a pauperização da epidemia do HIV/aids têm como perfil mulheres na faixa etária entre 20 e 49 anos que residem nas periferias urbanas e cidades do interior, sendo que a principal via de infecção são as relações heterossexuais. A soropositividade desorganiza a inserção da mulher no mundo, seja no âmbito familiar, no do trabalho, nas relações com os amigos. Nas mulheres soropositivas, assim como nas pessoas infectadas em geral, um dos principais medos é o de ser julgada, por conta do preconceito e discriminação que rodeia a imagem do HIV/Aids, incluindo a constante ameaça e temor de perder o emprego, por conta deste diagnóstico (Chechim e Selli, 2007).

A situação do desemprego

A análise apresentada aqui parte de uma assistência aliada à pesquisa como explicitada no início deste livro.

O estudo mostra que em relação à situação de trabalho, 52% da população dos usuários acompanhados, relataram estar inseridos no mundo do trabalho, sendo 60% em São Paulo-SP e 34% em Recife-Pe. Não aparecem nos dados diferenças significativas entre homens e mulheres em relação a esta questão.

De acordo com o IBGE (2007), 9,3% da população total está fora do mercado produtivo, seja em relação ao emprego formal ou a ocupação, sendo que deste total 7,4% são do sexo masculino e 11,6% do sexo feminino.

Conforme os índices do IBGE, podemos considerar que a pessoa vivendo com HIV/Aids está mais fora do mercado produtivo do que a população brasileira em geral. É importante considerar também as diferenças regionais entre Recife e São Paulo. Em torno dessas diferenças, Recife é uma cidade que possui um maior índice de desemprego do que São Paulo, além de ser uma cidade com uma média de rendimentos abaixo do que a capital paulista. Estes dados indicam que a pessoa vivendo com HIV e aids sofre mais com a ausência de trabalho do que o restante da população, sendo excluído socialmente do mundo da produtividade, sofrendo com todas as exclusões que esse fato acarreta, comentadas anteriormente.

Em torno de 60% da população acompanhada no estudo tem um trabalho que não exige nenhum tipo de formação (59% homens e 67% mulheres), o que reflete a escolarização deles. A maioria possui apenas o primeiro grau completo. Estes índices ficam mais evidentes em Recife (82% dos homens e 100% das mulheres). Apresenta-se aqui certa diferença em relação aos homens e às mulheres, principalmente em Recife, em que todas as mulheres trabalham em setores que não exigem qualificação profissional. Esses números são compreensíveis quando analisamos a escolaridade da maioria das pessoas acompanhadas. Elas têm apenas o primeiro grau completo ou incompleto e não possuem nenhuma formação específica, somente 33% dos homens possuem. Esses dados mostram uma desigualdade de gênero em relação à escolaridade de homens e mulheres. Essa desigualdade se agrava quando analisamos a cidade de Recife, onde temos mulheres analfabetas. Além da precarização da vida dessas pessoas, há uma sobreposição do sofrimento pelos agravos associados ao HIV e aids. Tais dados também indicam que quando há queda na escolaridade esse fator se reflete na pauperização da população. Assim, os dados reproduzem o atual panorama da epidemia no Brasil, que tem crescido nas classes desfavorecidas economicamente.

O diagnóstico de soropositividade e as mudanças em relação ao mundo do trabalho

Ao investigar se, após o diagnóstico de soropositividade, os usuários acompanhados mudaram de trabalho, 34% relatou que sim, por conta do próprio diagnóstico. Esse dado é extremamente importante, pois mostra que o diagnóstico provoca mudanças na vida em diversos âmbitos, sendo que na situação de trabalho também há mudanças significativas, gerando exclusão e dificuldade de inserção no mundo.

Dos usuários que mudaram de emprego em função da soropositividade, 65% estavam em emprego formal, com carteira de trabalho assinada. A população mais afetada foi a de São Paulo (63% dos homens e 51% das mulheres), quando comparada à população de Recife (34% dos homens e 31% das mulheres). A diferença se justifica, pois em São Paulo existe maior oferta de trabalho formal, enquanto em Recife o índice de desocupação e desemprego é maior, fato esse que já estava presente no perfil dos usuários nordestinos. Assim, a pesquisa reafirma dados da literatura apontando que já existem poucas oportunidades no Nordeste e a população sofre mais com a falta de trabalho e com a baixa remuneração. Outra questão importante a ser colocada é que, proporcionalmente, não existem muitas diferenças entre os homens e as mulheres, ou seja, a discriminação pela soropositividade afeta igualmente os dois sexos.

Em relação aos usuários que relataram ter mudado de trabalho após a descoberta do diagnóstico de soropositividade, os motivos apresentados são diversos, que apresentaremos em ordem decrescente, assim se poderá avaliar qual é o discurso predominante.

A maioria dos usuários acompanhados teve que sair do mundo do trabalho, pois estava extremamente debilitada, sendo que o trabalho exigia esforço físico. A debilidade física pode ter sido decorrência de diagnósticos tardios, pois essas pessoas descobriram a soropositividade durante alguma internação, ou mesmo quando de alguma intercorrência ou doença oportunista.

A segunda razão, mais importante, refere-se à discriminação dentro do ambiente de trabalho. Outras questões em menor número foram relatadas como: o próprio usuário sair do trabalho por se sentir uma pessoa diferente das outras e risco para a integridade dos seus colegas; a necessidade de sair do trabalho para cuidar do companheiro ou filho que estava adoecido; a necessidade de sair do trabalho para diminuir o estresse que estava vivendo por conta da descoberta do diagnóstico; o abandono da vida que tinha e do trabalho para ir morar em outra cidade como forma de tentar se encontrar e reconstruir a vida.

Em relação aos motivos pelos quais tiveram que sair do trabalho após o diagnóstico, percebe-se nos discursos uma diferença qualitativa das respostas, quando considerados os sexos feminino e masculino. Tal diferença também traz uma questão de gênero importante, em que o sexo masculino é considerado o que tem a força braçal e o sexo feminino retrata seu papel de cuidador. Enquanto os homens relatam que tiveram que sair do emprego, pois adoeceram e estavam frágeis para trabalho que exigia esforço físico, as mulheres relatam que tiveram que sair do trabalho para cuidar da filha ou do companheiro.

Mundo do trabalho e autonomia social

Através do acompanhamento dos usuários, pôde-se verificar que, quanto maior a qualificação profissional, mais a população acompanhada se autossustenta e é menos dependente, seja do poder público (previdência ou programas sociais), seja de familiares e amigos. Os usuários que possuem melhor qualificação profissional (nível técnico e superior) conseguem ter acesso ao sistema da previdência.

Nesse sentido, é importante salientar que a maior qualificação profissional, com nível superior e técnico, entre as pessoas acompanhadas, permitia empregos formalizados possibilitando acesso a licenças médicas e aposentadoria pela rede de previdência — INSS. O fato de ter rendimento próprio traz independência financeira e garante o próprio sustento. Isso é apontado por 25% dos homens de São Paulo e por 48% dos de Recife. Em contraste e demonstrando a desigualdade de gêneros, temos que 31% das mulheres entrevistadas de São Paulo e 26% das de Recife, dependem de familiares para sobreviver, fator gerador de insegurança e baixa autoestima.

Quando analisamos a profissão de homens e mulheres nas duas cidades pesquisadas, notamos que o sexo feminino (63%) possui alta incidência de ausência de formação profissional, exercendo funções com menores rendimentos como arrumadeira, balconista etc. Esse dado vai ao encontro do que aponta a literatura indicando que a mulher acaba por se submeter a serviços menos qualificados, tendo em vista auxiliar ou manter a família. Oliveira (2000) e Salim (2003) salientam essa tendência da inserção feminina em serviços sem exigências de qualificação profissional que as coloca em situação de vulnerabilidade para aceitar trabalhos com maior potencial de danos à saúde,[6] sem registros em carteira e recebendo menores salários.

Vale também ressaltar que é entre as mulheres do estudo que encontramos não só menor qualificação profissional, mas também menor nível de escolaridade e até mesmo uma parcela de analfabetas entre as nordestinas. Esses dados reforçam as desigualdades de gênero, sofridas pelas mulheres em geral, por terem menor oportunidade de acesso à instrução; também ressaltam o fato de que, para as mulheres que vivem no Nordeste, a desigualdade pode ter consequências radicais, como é o caso das que não foram alfabetizadas. Talvez esses dados justifiquem o fato de as mulheres acompanhadas, em sua grande maioria, viverem com os companheiros, sendo que poucas moravam sozinhas (4% em São Paulo e 3% em Recife). A vulnerabilidade que o pouco acesso à educação provoca as coloca em uma dependência maior do companheiro e imersas no que a sociedade ainda preconiza como papel para o feminino, ou seja, se dedicam aos afazeres do lar, cuidados com a casa e com a família. A

---

6. LER — Lesões por esforço repetitivo. DORT — Distúrbios osteomusculares.

consequência dessa discriminação entre os gêneros se reflete para as mulheres em pouca autonomia e diminuição da possibilidade de inserção no mercado de trabalho de maneira qualificada.

O significado do trabalho para os portadores de HIV/Aids

Os usuários acompanhados, seja os que estavam trabalhando, seja os que não estavam, no momento da coleta de dados para o estudo atribuem significados contraditórios ao trabalho. Para alguns, trabalhar aparece como auxílio à manutenção da saúde e da qualidade de vida; para outros, o trabalho é citado como fonte de sofrimento.

A remuneração que o trabalho traz é citada por uma parcela dos usuários como importante e necessária para a sobrevivência, propiciando também ampliação na construção de uma rede de relações sociais. Estar trabalhando traz a sensação de se sentir produtivo, útil e potente para manter a vida cotidiana.

Outro aspecto relatado é a sensação de viver a relação com o outro no trabalho como um peso, principalmente por sentir medo de infectar outras pessoas e por se sentir um risco. Para outros, ainda, o trabalho significa uma perda de tempo, pois poderiam aproveitar a vida com atividades mais prazerosas do que trabalhando. Nesse último discurso, essas pessoas partem do princípio de que viver com HIV/aids é ter a vida mais curta do que o restante da população.

Alguns usuários acompanhados mostram também uma sensação extremamente complexa em relação ao trabalho por sentirem como se não pudessem ter um lugar. Fora do trabalho sentem-se inúteis e, ao mesmo tempo, não conseguem trabalhar, pois se sentem debilitados. Eles expressam a questão do trabalho com o constituinte do humano, mas também a visão contemporânea de que se "não estou trabalhando, não tenho valor"; o que gera o sentimento de inadequação por eles relatado.

Há também os que consideram que trabalhar é fonte de angústia, pois gera estresse dada a carga que traz para a vida cotidiana. A relação com os outros pode trazer sofrimento também, por conta de uma constante tensão de que o diagnóstico de soropositividade fique evidente para os colegas de trabalho e traga a discriminação para o cotidiano da atividade laboral.

Uma diferença entre as mulheres e os homens está no significado da falta de estar no mundo do trabalho. Os homens demonstram maior necessidade e maior sensação de inutilidade e de impotência quando são retirados desse papel, enquanto as mulheres, ao serem retiradas desse universo, demonstram maior adaptação e se tornam facilmente cuidadoras da casa, da família, entre outros casos.

Considerações finais

O mundo do trabalho é extremamente importante como forma de olhar para o cuidado em saúde das pessoas vivendo com HIV e aids, considerando principalmente que a saúde transcende o espaço formal do que se considera doença e ou agravo à saúde. Infelizmente, hoje ainda há poucos estudos que buscam aprofundar essa temática, qualitativamente.

A presente análise mostra apenas um retrato de uma população que participou de uma pesquisa-intervenção no campo da Psicologia. Mesmo como um recorte, o estudo mostra a necessidade de olhar para esse tema nas práticas de saúde e a importância de articulação do setor saúde com outros setores da vida, pela intersetorialidade e o estabelecimento de parcerias entre secretarias (Ação Social e do Trabalho, da Educação e da Saúde), tendo como pano de fundo as relações de gênero, e respeitando os papéis das mulheres e dos homens no mundo do trabalho.

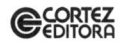

3

RELAÇÕES FAMILIARES

Falar de relações familiares implica explicitar o que se entende por família. Os estudiosos da área vêm debatendo as transformações de configuração dessa instituição social ao longo do desenvolvimento do capitalismo. Foge aos objetivos deste livro esse debate; no entanto, assumiremos que a família é a instituição social responsável pela divisão e reprodução sexual e do trabalho, o que significa constituir um grupo heterogêneo em termos de gerações e gêneros, instituição especializada "na e para a reprodução quotidiana e geracional de seres humanos" (Bilac, 1995). A família é um espaço de pessoas empenhadas umas com as outras, nas relações familiares, também construídas em relação com outras esferas, como o Estado, o mercado, as associações, os movimentos... É o melhor lugar inventado para "fazer gente" (Mioto, 2001). Com a permanência de fortes laços intragrupo familiar, podem desenvolver-se, internamente à família, elevadas transferências materiais e imateriais (Campos, 2004).

Os laços de solidariedade intragrupo familiar expressam-se nas relações de conjugalidade e de parentalidade. As relações de conjugalidade referem-se às relações afetivo-sexuais entre dois adultos, que podem ser ou não relações igualitárias, promover ou não a autonomia e desenvolvimento de cada um dos membros do par. As relações de parentalidade expressam relações de duas ou mais gerações diferentes; são relações desiguais, em que a geração adulta provê acolhimento e suporte afetivo e econômico das gerações jovens, bem como a transmissão dos valores e significados sociais do grupo social em que se inserem; enfim, são responsáveis pela socialização das novas gerações. Como as pessoas vivendo com HIV e aids experienciam essas duas dimensões é o foco deste capítulo.

Relações de conjugalidade

Como se configura o atravessamento do HIV na vida amorosa, nas relações de parceria sexual e afetiva? Esse atravessamento se expressa na qualidade da relação do casal; no significado da vida sexual e sua articulação com as concepções sociais nas escolhas sexuais de vivências hetero e/ou homossexuais, no uso de preservativo e até na escolha de viver só (sem relações de conjugalidade). A análise apresentada aqui dá continuidade às reflexões decorrentes da assistência aliada à pesquisa já apresentada no capítulo anterior. Essas pessoas vivendo com HIV e aids e acompanhadas por nós em relação à conjugalidade apresentavam-se assim: 44% eram solteiras e 57% casadas (ou já tinha sido)[7]. Mas olhando pelo sexo verificamos que a maioria dos homens é solteira (55% de São Paulo e 53% de Recife); enquanto a maioria das mulheres é casada, viúva ou separada (74% de São Paulo e 57% de Recife).

Estar só, sem companheiro(a)

Como se configuram as relações amorosas das pessoas que moram sem uma parceria fixa (de 40 a 54% dos homens e de 50 a 61% das mulheres)? Ou seja, por que essas pessoas estão sós ou optaram por viverem sozinhas. Essa opção reflete tanto dimensões pessoais como sociais, indicando as contradições vividas e presentes no cotidiano. As dimensões pessoais envolvem núcleos de

---

7. Em relação ao estado civil, alguns esclarecimentos se fazem necessários: consideramos solteiro(a) todos(as) que estavam sem companheiro fixo; e casado(a) todos(as) que estavam com companheiro fixo independentemente da situação legal e, ou jurídica do casal.

significação tais como "fugir de vínculos", "gosto de ficar só", "gosto de variedade", "sosseguei" que caminham numa direção de *estou em paz comigo*.

Aprofundemos os significados e sentidos pessoais de "fugir de vínculos" e "gosto de ficar só", que expressam duas vivências contraditórias e muito próprias de parte deste grupo, independentemente do sexo e da orientação sexual: para alguns, expressa uma opção ou condição de como conduzir-se na vida; para outros é uma expressão de luto ou punição pela infecção de HIV. Vejamos a 1ª situação:[8]

> — Não gosto [de ficar só], mas não sei se consigo dividir minhas coisas com alguém (HSM).
> — Atualmente estou rompendo meu relacionamento, à medida que vou me tornando íntimo da pessoa, isso me incomoda, não gosto que modifiquem o ambiente onde vivo, pois meu companheiro quando vem passar os finais de semana comigo, muda a estação de rádio, coloca objetos pessoais em meu banheiro e isso me incomoda (HSH).

Essas falas são exemplos que indicam a dificuldade de desenvolver relações estáveis pela dificuldade de partilhar espaços, objetos; não apresenta relação direta com a infecção pelo HIV.

Também como dimensão pessoal os núcleos de significação "gosto de variedade" e "sosseguei" indicam um jeito próprio de construir relações amorosas e sexuais. Parece que a dificuldade de desenvolver vínculos expressa-se na busca pela variedade e diversidade nas relações, pela busca do novo, pela superficialidade do encontro:

> Eu não sei ficar com uma só pessoa, eu não sou bonita, mas sou muito cobiçada. Eu vejo isto como uma promiscuidade. Eu queria poder agir diferente, ser uma pessoa mais calma. Sinto muita falta de ter alguém continuamente (M).

---

8. Utilizaremos ao final das falas, quando for importante para o contexto, as abreviações, M para mulher; HSH para homens que fazem sexo com homens; HSM para homens que fazem sexo com mulheres. Essa informação era obtida por meio da fala autorreferente do usuário.

Vejamos algumas falas que exemplificam o núcleo *sosseguei*:

Agora estou mais sossegado. Antes eu aprontava muito na vida (HSM).

Por outro lado, temos as pessoas que optam por "ficar só, "gostam de ficar só" como decorrência de um processo de luto pelo HIV (diagnóstico e perda do/a companheiro/a), onde o viver com HIV levou a uma nova configuração da relação de conjugalidade:

Sozinho é melhor, não quero ter ninguém, aprendi a organizar meu espaço e a viver só. Não quero sexo, aprendi a valorizar a vida e estou assexuado há 4/5 anos. Tive um relacionamento há 10 anos com um policial que faleceu (HSH).

As dimensões sociais expressam um *sofrimento pela solidão*, que pode se apreendido nos núcleos de significação "sinto falta de alguém", "é difícil", "tenho medo de infectar o outro", "HIV gerando medo ou dificuldade de enfrentar o outro". Esses núcleos expressam quanto o viver com HIV e aids gera sofrimento e restrições na construção de relações de conjugalidade. São pessoas que a opção por estar só é atravessada pelo HIV. Não diríamos que realmente é uma opção, pois se configura uma circunstância diante da qual se sentem impotentes, sem condições de responder às exigências sociais de como adulto, constituírem família ou uma relação afetiva sexual estável. O núcleo "sinto falta de alguém" exemplifica bem a questão:

Seria hipocrisia dizer que não quero encontrar alguém. Mas, estou sozinha, como várias mulheres da minha idade também estão (M).

As falas sobre "é difícil" também exemplificam quanto a busca por alguém tem sido frustrante e um fardo:

Não é vida boa, pessoa fica, aguenta (HSM). Dá muita tristeza e grande angústia (HSH).

Por sua vez, há falas que explicitam claramente a limitação imposta pela infecção gerando "medo de infectar o outro" e "medo ou dificuldade de enfrentar, falar com o outro". Vejamos estas falas:

Muito ruim [ficar só], mas no momento não posso ter ninguém, posso matar o outro (HSH).

Também a dificuldade de falar leva ao isolamento ou à interrupção da relação:

Sinto-me isolada, tenho medo de me relacionar, apesar de querer. Tenho medo de contar para um futuro namorado que sou soropositiva (M).

Muitas vezes, a questão da escolha ou não por uma parceria amorosa tem como critério claro as questões de gênero, numa visão do feminino, da mulher como cuidadora da família, da casa, do companheiro. Essa visão está presente tanto nos homens que fazem sexo com mulheres como nos que fazem sexo com homens, ou seja, a visão oitocentista da mulher permanece no imaginário dessas pessoas quando sonham em ter uma companhia, uma parceria amorosa, construindo uma relação de conjugalidade. Vejamos estas falas:

Gostaria de encontrar um "macho" para quem pudesse lavar, cozinhar e dar só umas chupadas, não faço questão de transar. Mas também não quero ninguém enchendo o saco, hoje adoro solidão. Não fico deprimido, não me sinto triste (HSH).
Sinto falta de uma mulher que cuide de mim, que faça a comida e arrume a casa. [...] Acho triste ficar sozinho em casa sem ter com quem conversar (HSM).

Mas também temos a compreensão de alguns usuários de que "relações afetivas homossexuais são menos duradouras", pois não têm possibilidade do casal constituir família, enquanto parentalidade. É como se a orientação sexual ditasse as possibilidades da composição familiar, opondo sexo com amor e reprodução; reproduzindo assim os estereótipos sociais sobre a homossexualidade como só busca de prazer, descompromissado das relações vinculares conjugais e parentais, negando as conquistas sociais da adoção por familiais monoparentais e homoeróticas. A fala a seguir exemplifica a questão:

Estou tentando outros relacionamentos, mas não tem dado certo. Acho que não quero relacionamentos muito duradouros, pois sinto que perco o meu espaço e a minha liberdade. Acho mais fácil encontrar um parceiro para uma relação duradoura entre os casais heterossexuais, pois estes perduram em função da possibilidade de terem filhos e constituírem família. Sendo que na relação homo, quando acaba a paixão, não tem mais motivos para continuar. Acho que quando a paixão acaba os interesses mudam e cada qual vai procurar outro parceiro, não tendo mais sentido continuar na mesma relação (HSH).

Entretanto, também há usuários com uma concepção contrária, ou seja, crendo que vale a pena manter uma relação homossexual estável e não se arriscar só por aventura ou paixão, indicando outros processos em construção na sociedade:

Está [relação do casal] normal, na verdade meu companheiro sente muito ciúme de mim. Pois eu sou meio dado, assim meio aventureiro. Tem uma pessoa que eu conheci este ano, no encontro do Rio de Janeiro, de pessoas vivendo com Aids, onde a gente teve certo namoro, ficamos juntos, não chegamos a ter relações, ele mora em Belo Horizonte e a gente sempre se fala por telefone. Aí meu companheiro atual ficou com muito ciúme, mas ao mesmo tempo eu fico com medo de jogar tudo para o alto: uma relação de 15 anos, um filho adotivo por conta de uma aventura. (HSH).

Qualidade da relação do casal

Aos usuários(as) que mantêm uma relação afetiva sexual fixa, estas são estáveis, pois para a maior parte (40% na população geral; 37% em São Paulo e 50% em Recife), a relação dura há mais de dez anos. Agora, se olharmos para a questão do gênero, as mulheres apresentam-se em número maior em relações mais duradouras (59% em São Paulo e 50% em Recife).

Analisemos a qualidade dessas relações conjugais: alguns casais já enfrentavam problemas de comunicação, de interesses divergentes e falta de objetivos comuns anteriores ao diagnóstico de HIV, ou seja, a qualidade já estava comprometida. Outros casais a partir do diagnóstico de HIV ou do adoecimento e/ou morte do companheiro, defrontaram-se com as questões da traição e da infecção. A forma como esses casais estavam no momento da assistência revela a dinâmica e as possibilidades contraditórias disponíveis ao ser humano.

Para alguns homens heterossexuais, a qualidade do relacionamento era boa ou melhorou com o diagnóstico do HIV:

> Estamos bem, agora estamos em paz, superamos os erros passados. Antes brigávamos muito e eu saia com outras mulheres (HSM).

A maioria dos casais é soro discordante (66% no geral, 70% em São Paulo e 53% em Recife). Vejamos nas falas como a qualidade do relacionamento melhorou com o diagnóstico do HIV:

> Vivemos bem, ela entende meu problema, graças a Deus ela não pegou. Já fez três exames. Nossa frequência sexual é boa e sinto prazer. Ela é como uma mãe pra mim. Perdi minha mãe há mais ou menos três anos (HSM).

Essas falas indicam que, na concepção desses homens, suas mulheres o rejeitariam por causa da infecção pelo HIV e à infidelidade; como elas permanecem com eles, inclusive aceitando o diagnóstico, apoiando e cuidando deles, sua visão do relacionamento conjugal se altera, inclusive em direção à fidelidade.

A proporção de casais soropositivos é baixa, no geral, variando de 28% a 32%. Em Recife, há incidência maior entre os homens (58%) de casais soropositivos concordantes. Isso porque ali há mais homens com relações estáveis do que as mulheres. Vejamos nas falas como a qualidade do relacionamento melhorou com o diagnóstico do HIV:

> O HIV não alterou nosso relacionamento sexual, somos portadores e nos relacionamos sempre com camisinha (HSM).

Algumas mulheres qualificam como boa a relação conjugal porque o parceiro desempenha o papel masculino de provedor e cuidador da família, vejamos estas falas que exemplificam:

> Ele é atencioso, fala que nem criança comigo e sempre me liga. Ele tem um carinho por mim e eu tenho um carinho por ele.

No entanto, a maioria dos casais apesar de estarem juntos há um bom tempo apresentam dificuldades na construção desta relação a dois, ou se anulam como sujeitos, ou usam o Outro para se constituir e suportar as dificuldades de viver com HIV e aids. As relações são atravessadas pela traição, pela violência física e verbal, pelas implicações somáticas da infecção pelo HIV. Há dificuldade de se constituir como sujeito com potência para construir alternativas de enfrentamento, cumprem na relação conjugal papéis tradicionais de masculino e feminino, sem questionamento e com muito sofrimento psíquico.

Vejamos as falas naquelas relações que se mantiveram com o diagnóstico de HIV que denotam traição e violência, com reprodução sistemática de violência doméstica e de gênero:

> Eu administro a vida do meu marido, cozinho, limpo [...] e ele demonstra o carinho através da brutalidade. Acredito que meu companheiro tenha conseguido o que tem pela minha ajuda, entretanto ele diz que tudo pertence somente a ele, que eu não tenho direito a nada.

Um núcleo que merece análise refere-se ao papel da mulher como cuidadora, mantenedor das relações de conjugalidade apesar da má qualidade da relação, do pouco investimento masculino e da baixa gratificação do relacionamento. Parece que a força da construção social de cuidadora atribuída à mulher fala mais forte do que a carência emocional e de apoio que ela sofre. Talvez esta seja mais uma dimensão das diferenças de gênero, em que a mulher ainda se vê como a bondosa, mãe, cuidadora, as questões de gênero feminino persistem como sendo próprio da mulher *padecer no paraíso*.

> Está boa [relação]. Às vezes acho que sou muito nervosa, fico muito preocupada com meu marido, pois ele quase morreu. Quando fico nervosa, eu o culpo por estar assim. Tenho mágoa dele, porque se ele me passou, ele me traiu. Mas não vou olhar para o que foi, porque tenho que viver. Nunca vou deixá-lo (M).

Outras relações se mantêm pelo ocultamento de si e do outro sobre a soropositividade, assim a relação se configura pela falta de comunicação aberta e franca entre o casal, demonstrando a dificuldade de algumas mulheres falarem sobre a infecção:

> [a relação está] Boa, em termos porque ele não sabe e tenho que esconder. Me incomoda a situação de não saber como chegar e contar para ele. Pensei em contar indo os dois fazer exame.

Ou a relação é construída para sustentar a fragilidade do soropositivo, utilizando o outro como âncora ou força para viver, núcleo que notamos em mulheres e HSH:

> Encontrei um rapaz com quem estou levando um relacionamento relativamente sério, está sendo importante, neste meu momento de fragilidade, ter alguém do lado. O rapaz também me prensou na parede dizendo que não quer viver uma relação superficial. Porém, ele não sabe que sou HIV$^+$, que não estou trabalhando e passando por dificuldades no trabalho. Fico muito preocupado em infectá-lo. Usamos camisinha, mas mesmo assim fico tenso na relação. Estou com a gengiva sangrando quando escovo os dentes, o que me deixa tenso com medo de infectá-lo na hora de beijar. Fico muito confuso e pensando em contar para ele, mas às vezes também penso em terminar tudo de vez para não ter que falar a respeito. Atualmente, como estou super fragilizado em relação às questões do trabalho, decidi que vou deixar as coisas acontecerem (HSH).

Outros casais, a partir do diagnóstico de HIV e ou do conhecimento de traição, interrompem a convivência. Essa interrupção por traição é mais claramente relatada por HSH e não por mulheres, que apesar da traição permanecem com seus companheiros e se separam por razões distintas, tais como uso de drogas lícitas e ilícitas:

> Conheci uma pessoa no final de 2006; estávamos nos envolvendo, mas quando ele soube que sou HIV$^+$ as brigas começaram e agora estamos afastados (HSH).
>
> Não tenho relacionamento sexual fixo, porém ainda mantenho relações sexuais com minha ex-mulher; ela sabe da minha infecção, nos separamos porque eu me envolvi com drogas (HSM).

Os núcleos de significados analisados até este momento estão inseridos no seguinte contexto. A maioria dos cônjuges sabe da soropositividade (84%), no entanto temos em São Paulo quase um quarto das mulheres (23%) que não contaram sobre sua infecção pelo HIV a seus companheiros fixos. E quais as razões para contar ou não sobre o HIV, além das já exemplificadas? Para a metade dos usuários a razão do relato é o companheirismo entre o casal (46% dos homens e 60% das mulheres), seguida pela descoberta do companheiro. A principal razão para não contar sobre o HIV a/o companheira/o é a falta de coragem, seguida do receio de abandono.

É interessante notar que todas as mulheres de Recife que não falaram sobre a soropositividade ao companheiro não o fizeram por conta da discriminação associada ao HIV, fato não relatado pelos homens das duas cidades e nem pelas mulheres de São Paulo. São as mulheres de Recife que têm dificuldade de manter relações estáveis, sentem-se discriminadas e têm menor possibilidade de reflexão dada sua baixa escolaridade e sua dificuldade de acesso aos bens da cultura. Nesse caso, o saber popular machista acaba prevalecendo. Porque mesmo que os homens tenham infectado as companheiras, elas, a princípio — se os companheiros não foram ainda diagnosticados —, ficam na dúvida se eles não vão alegar que a infecção foi por traição delas, isentando-os de sua responsabilidade na relação do casal. As relações sexuais extraconjugais (homo ou heterossexuais) são mais comuns entre os homens do que entre as mulheres.

Concepção de sexo e sexualidade

A relação de conjugalidade envolve intimidade sexual, por isso cabe analisar como essas pessoas vivendo com HIV e aids concebem a sexualidade na sociedade ou grupo onde se inserem, visto que seu agravo de saúde tem relação direta com a prática sexual. Objetiva-se aqui apreender os significados do sexo e relacionar com os sentidos pessoais desse grupo. Obtivemos seis núcleos de significados, indicando aspectos diferenciados de como o sexo é visto: "sexo com regras"; "é natural"; "libertinagem, fácil e permissivo"; "é coisa de homem"; "dupla moralidade"; "responsabilidades".

Quando se fala de sexo com regras e com amor, estas se referem a associação entre sexo e amor, casamento e constituição de família, expressando uma concepção que teve suas origens no século XVIII com os iluministas, em que sexo e reprodução tinham função social de sustentação do capitalismo, expressando a visão liberal de homem e sociedade. Essa concepção aparece nas falas:

> Acho que todo mundo gostaria de transar à vontade, mas sabe que não é possível. Eu concordo com a sociedade.
>
> Acho que o sexo é casar, é ter filhos e abomino os *gays* porque eles só querem sexo.

As regras e normas sociais ditando o que é certo ou esperado da prática sexual aparecem como discriminação à diversidade sexual, o que fica muito explícita na seguinte fala de HSH:

> A sociedade vê o relacionamento entre heterossexuais como normal, e com preconceito o homossexual. Não concordo com esta posição considero que as pessoas, principalmente os profissionais de saúde, têm preconceitos sobre a sexualidade das pessoas. O fato de ser HIV$^+$ já leva a julgar a pessoa como promíscua e com práticas alternativas. É difícil falar sobre sexo com os profissionais: "as pessoas sempre julgam".

O sexo como amor adquire uma especificidade para algumas mulheres que submetem seu desejo ao desejo do Outro (no caso companheiro). Essa submissão significa amor, bem querer anulando o próprio desenvolvimento e domínio corporal das mulheres. Algumas falas expressam esta configuração:

> Com o meu namorado é amor e sexo, mas que já tive momentos quando estava casada que não sentia prazer.

Sexo é apresentado como necessidade básica do ser humano, como algo natural:

> Faz bem para a saúde, né!, movimenta muito órgão, mas tem gente que vive muito bem sem ele, eu sou uma delas, sinto falta, mas não deixo de viver por causa disso.

Há ainda falas que se referem a uma visão de libertinagem, permissividade e facilidade para a prática sexual nos dias de hoje, denotando uma visão individualista própria da visão liberal do homem do mundo contemporâneo:

Acho que hoje os relacionamentos são muito passageiros e isso se reflete em banalização do sexo.

Esta visão de permissividade aparece em um núcleo formado por falas de HSH como sexo selvagem:

O relacionamento sexual entre homossexuais é muito intenso e mais forte do que com as mulheres.

Também aparecem falas que expressam a visão de que sexo é coisa de homem, implicando a dupla moralidade, o que vale ou é permitido aos homens, não vale para mulheres e homossexuais:

Cobranças morais diferentes entre homem e mulher. Concordo que se a mulher falar que "gosta de sexo" será considerada vulgar, sem moral. Mas acho que isto não tem nada a ver.

Aparecem poucas falas que indicam uma mudança na visão social sobre sexo, que apontam responsabilidade, cuidado ou prevenção de doenças na prática sexual:

Acho que as pessoas estão se cuidando mais, as pessoas falam de transar e de usar camisinha.

Analisaremos agora o significado e sentidos pessoais do relacionamento sexual na vida das pessoas vivendo com HIV e aids atravessados pelo HIV. Eles configuram-se alterando a prática sexual, permeada pelo medo de infectar o outro, pelas dificuldades de ereção decorrentes da infecção e do tratamento, pela diminuição de frequência da intimidade sexual. Vejamos estas falas:

Depois que soube do HIV, não tenho mais vontade. Falo para meu marido que agora não. Não sei por que isso (M).

Agora, depois do HIV, não sinto mais essa necessidade por causa da responsabilidade em transar com alguém. Sinto medo do que pode acontecer. Fico tenso e travado, pois sinto muito medo, tenho medo de que aconteça alguma coisa e acabe infectando o outro (HSH).

Nos casais heterossexuais sorodiscordantes aparece a dificuldade masculina de aceitar a mulher soropositiva (que não aparece quando a relação é inversa), gerando constrangimento na relação conjugal e baixa frequência de intimidade no casal:

Temos relação a cada seis meses. Eu acho que meu marido tem preconceito contra mim. Desde que descobrimos o HIV, há cinco anos não nos beijamos mais. Eu acho que está muito pouco (M).

Uso de preservativo nas relações sexuais

Para iniciar a discussão sobre o uso de preservativos pelos usuários e casais analisados, é necessário ter uma visão geral sobre a configuração destes casais.

Os casais assistidos sabem da soropositividade, pois 87% dos companheiros foram informados ou descobriram o diagnóstico de HIV do parceiro/a. Da amostra total, somente 27 usuários compunham casais soro concordante, isto é, os dois cônjuges eram soropositivos, o que significa 17% da amostra total. Esse aspecto é importante, pois o casal sabidamente corre o risco de reinfecção, caso não faça uso de preservativo em todas as relações sexuais. Esse risco afeta todos os tipos de casais, tanto os soro concordantes como os discordantes; no entanto, aqueles têm sua vulnerabilidade aumentada.

Entre os casais soropositivo concordantes, o tempo de infecção tem uma distribuição bastante peculiar entre homens e mulheres. **Entre os homens**, a maior porcentagem (47% São Paulo e 43% Recife) o companheiro sabe ser HIV+ entre um mês a três anos, ou seja, aparentemente uma infecção recente, o que fala a favor do não uso de preservativo nas relações sexuais; provavelmente esses homens infectaram seus companheiros. A próxima maior frequência refere-se a períodos de mais de dez anos (23% São Paulo e 27% Recife), ou seja, são casais que estavam há mais tempo juntos. **Entre as mulheres** de São Paulo, seus companheiros sabem que são portadoras do HIV de cinco (40%) a mais de dez anos (60%), enquanto em Recife há duas grandes divisões: para metade delas, os companheiros sabem da infecção há menos tempo (de um mês a três anos) e a outra metade de cinco a dez anos.

Esses dados da configuração dos casais nos remetem à questão da prevenção secundária ou positiva, ou seja, o uso de preservativo nas relações sexuais, que pode indicar comportamentos de risco e situações vulneráveis a que as pessoas vivendo com HIV e aids estão submetidas ou se submetendo.

Metade (52%) dos usuários não utiliza proteção nas relações sexuais, tendo ou não companheiro fixo, expondo-se à reinfecção e à infecção de outras pessoas. Agora, se considerarmos o total dos participantes sem companheiro fixo e analisarmos o uso do preservativo, esse quadro fica agravado; 66% deles não fazem uso de preservativo nas relações sexuais. Enquanto 44% dos que têm relação sexual dita estável não utilizam da camisinha e 56% sim. Isso remete ao já apontado nos núcleos de significação analisados sobre falar a respeito da soropositividade e a dificuldade de enfrentar as discriminações sociais e as incorporadas pela própria pessoa que vive com HIV. Analisando essa questão sob a ótica do gênero, temos duas distinções que apareceram nos nossos dados: os homens referem usar menos camisinha do que as mulheres. Mas temos uma configuração diferente entre as mulheres dos dois *sites*: em São Paulo 67% *exigem* do parceiro o uso do preservativo (lembrar que são as com relações há mais tempo de infecção do casal e/ou do companheiro), enquanto em Recife só 43% o fazem, sendo que 57% relatam o não uso de preservativo por parte dos companheiros. Estes dados remetem a dupla desigualdade que as mulheres do Nordeste vivem: desigualdade de gênero agravada pelas dificuldades de oportunidades de escolaridade, que limitam o seu poder de comunicação e negociação de sexo seguro e prazeroso e diminuem a autoestima e autoconfiança destas mulheres.

Os que utilizam preservativos o fazem para evitar infectar o(a) parceiro(a) (41%) ou não se reinfectar (32%). Quando analisamos São Paulo e Recife, verificamos que em São Paulo os homens preocupam-se mais com não infectar o outro/a (40%), enquanto as mulheres em não se reinfectar (38%), demonstrando a maior compreensão das mulheres das situações de risco, apesar de ser um número pequeno. Este dado reforça novamente as diferenças de gênero: as mulheres focam o cuidar do outro, mas também pode significar que ao não se reinfectar a mulher está mais preocupada em não prejudicar sua saúde para poder continuar cuidando do outro, respeitando-o. Quando olhamos os dados de Recife, a principal razão apontada por homens e mulheres é não infectar o outro, indicando a não inserção da prevenção secundária no tratamento.

Um último aspecto a ponderar refere-se à concepção generalizada de que a soropositividade poderia levar a uma diminuição de práticas sexuais de risco. Poderíamos considerar que manter relações afetivo-sexuais com outras pessoas que não só o companheiro fixo seria uma situação de aumento de vulnerabilidade para o soropositivo. Essa situação ocorre para 48% dos homens em São Paulo, que também não usam preservativo nas práticas sexuais, expressando a questão do gênero masculino como aquele que atesta sua masculinidade pela necessidade de variedade na parceria sexual, prática que legitima a infidelidade masculina. As mulheres dos dois *sites* e os homens de Recife em quase sua totalidade (de 71% a 100%) dizem não manter relações sexuais fora da relação estável.

Quando analisamos as razões apresentadas para o uso de preservativos, encontramos núcleos de significação que expressam quão difícil e contraditória é a vivência da sexualidade permeada pelo HIV e por um objeto que dificulta a intimidade sexual de pessoas com tantas dificuldades na conjugalidade, expressas principalmente pela falta de diálogo e de conversas abertas sobre o corpo, o sexo, os desejos, as preferências e as interdições. Conversas livres de estereótipos de gênero e de orientação sexual para possibilitar a inclusão de um terceiro — o preservativo — na intimidade sexual.

Vejamos as falas dos núcleos em que o preservativo passou a ser incorporado na rotina sexual, significando "acostumei, tive novos ganhos":

Eu me habituei. Achei interessante usar. Eu sinto prazer com a camisinha. Coloco no homem e pronto.

Ou ainda que há um compromisso em relação ao autocuidado e medo da reinfecção ou de infectar o companheiro — "preciso e uso":

Tabu o uso da camisinha no sexo oral, mas descobri as aromatizadas é ótimo, tem cores e aromas diferentes assim começamos a nos divertir e a camisinha ficou lúdica, brincamos com ela (HSH).

Colocava a camisinha e pronto, mas tinha muitos que não queriam usar, aí eu não tinha relação, ou então dizia isto, aí eles usavam (M).

Ou ainda, a questão da obrigação sobrepondo-se ao prazer: não gosto, mas tenho que usar:

> Mas para ser sincera, eu não gosto. Quando você tem uma relação estável, você não quer ficar usando (M).
> Diminui o prazer e ereção, sei que preciso, mas não gosto. Uso para não contaminar meu parceiro (HSH).

A maioria dos usuários faz uso assistemático ou sabe que precisa e não usa, as razões são novamente as dificuldades de falar sobre o preservativo e o HIV, associadas a perda do prazer:

> Às vezes transamos sem camisinha, mas são poucas vezes. A maioria das vezes é com ela. Minha esposa não gosta, ela diz que quer me sentir (casal sorodiscordante).
> [não uso] eu já estou com o vírus mesmo! (HSH).

Outro núcleo de significados está associado à falta de autonomia, o uso depende do outro:

> Eu não uso quando a outra pessoa não quer.
> Acho que na teoria é fácil dizer para usar. Mas na hora é difícil, pois sinto que preciso me justificar para usar e isso acaba por revelar minha soropositividade (HSH) e (M).

Segundo Tamayo et al. (2001), o uso do preservativo é um comportamento bastante complexo, que implica dimensões pessoais, interpessoais e situacionais. É visto como quebra da harmonia e do ritmo do encontro sexual e afeta negativamente a disposição sexual.

Outro fator importante é a preocupação da pessoa em relação à reação do parceiro diante da sugestão do uso e possíveis efeitos da proposta sobre a continuidade do relacionamento. A proposta de uso do preservativo, muitas vezes, é interpretada como falta de confiança no parceiro. Em poucas ocasiões é interpretado como preservação da saúde pessoal e do parceiro.

Vivência de relações homossexuais

Analisaremos quais significados as pessoas vivendo com HIV e aids atribuem à vivência de relações homossexuais. Isso nos dá uma dimensão das possíveis situações de vulnerabilidade a que estão expostas e também como esta questão se insere na prática sexual e nas relações de conjugalidade. Os núcleos de significado que apareceram expressam visões tradicionais de orientação sexual para homens e mulheres ("longe de mim!"), abertura para a diversidade de práticas sexuais ("transo com homens e mulheres" e "experimentei, não quero saber!") e opção pela homossexualidade masculina apesar das pressões familiares contrárias ("nunca transei com mulheres!");[9] os dois últimos núcleos são formados só pelas falas de homens.

Vejamos as falas que exemplificam o núcleo "longe de mim!":

Não, acho isso uma imprudência, eu prefiro não ter relações do que ter relações com outro homem. Para mim isso é uma tristeza (HSM).

Não, não gosto destas coisas, longe de mim (HSM).

Entretanto, temos um conjunto de homens (50%) que apresentam falas na direção da diversidade — "transo com homens e mulheres":

Já tive relações com homens, mulheres, *gays* e travestis, tudo que me faça ter uma visão diferente de mundo.

Falas masculinas de um grupo que "experimentei, não quero saber!":

Já tive relação com outro homem, mas hoje tenho alergia de homem.

---

9. Vale lembrar que, dada a especificidade do local onde se coletaram as informações analisadas aqui, não tínhamos mulheres com orientação homossexual.

Finalmente, o grupo de homens que "nunca transei com mulheres!":

Vou abrir o jogo: Eu sou *gay*. Nunca me relacionei com mulher, apesar da minha mãe insistir.

Parentalidade

Analisaremos como as pessoas vivendo com HIV e aids e acompanhadas por nós pensam e constroem o sentido e significados de ser pai e ser mãe. Do total da amostra, 61% possuía filhos. Aqui temos uma distinção de gênero: 83% (São Paulo) e 89% (Recife) das mulheres possuíam filhos, de um até sete. 44% (São Paulo) e 50% (Recife) dos homens possuíam filhos, de um a três. No entanto, a maioria tinha um filho (70% das mulheres e 34% dos homens em Recife; 40% das mulheres e 43% dos homens em São Paulo).

A maioria das crianças não é soropositiva, somente 8%; e 9% dos usuários perderam filhos com aids. Em São Paulo, os homens têm uma perda maior de filhos decorrentes da aids (até quatro filhos), enquanto em Recife não há diferenciação de gênero, pois homens e mulheres têm perdas de até dois filhos. As mulheres de São Paulo tiveram mais filhos mortos por aids do que as de Recife. A perda desses filhos foi a razão para o diagnóstico de soropositividade dos pais.

A transmissão vertical nos casos dos primeiros filhos não foi diagnosticada durante o pré-natal e também não impediu que novas crianças fossem geradas e infectadas, o que levou à perda por parte de algumas mulheres de até três filhos e por parte de um homem de quatro filhos (todos de São Paulo).

Alguns pontos merecem análise para entendermos a morte dessas crianças, por exemplo as mulheres podem ter iniciado tardiamente o pré-natal ou mesmo não o terem feito; os equipamentos de saúde não tinham qualificação ou recursos necessários para o diagnóstico de HIV, ou ainda durante o trabalho de parto também não se fez uma avaliação para o HIV (nas mulheres que não tinham feito pré-natal), apesar de preconizado no Programa Nacional para HIV/AIDS. A morte de bebês e crianças por transmissão vertical do HIV demonstra a necessidade de educação continuada dos serviços de saúde e dos profissionais que atuam em Unidade Básica de Saúde (UBS) e no programa de saúde da família (PSF). Essa educação deveria trabalhar em oficinas os valores e as concepções ideológicas ligadas ao HIV e aids.

A maioria da população investigada, apesar de estar em idade reprodutiva, não pretende ter filhos, mesmo quem não os tem. Talvez tenha relação com a orientação sexual dos homens (HSH), com a falta de informação sobre as possibilidades reprodutivas dos soropositivos e com as perdas pela aids. Somente 15% gostariam de ter filhos nesse momento da vida.

Analisando o significado dos filhos, obtivemos três núcleos de significação: "filhos sustentando as relações de conjugalidade"; "filhos ajudando enfrentar a solidão", pela falta da relação de conjugalidade e "filhos como cuidadores dos pais", auxiliando no tratamento. Estes núcleos indicam a dificuldade destas pessoas fazerem a transição das relações de conjugalidade para a de parentalidade, assumindo a proteção e desenvolvimento das novas gerações partilhando decisões e tarefas educativas. Fragmenta-se e desconfigura-se na prática a relação de parentalidade ou porque o casal não consegue dialogar e tomar decisões conjuntamente ou porque o adulto se infantiliza e provoca uma inversão na relação, com cobranças para os filhos cumprirem o papel de cuidadores.

Vejamos as falas que indicam que são os "filhos que sustentam as relações de conjugalidade":

Não tenho relacionamento [sexual] com minha esposa há 6 ou 7 anos, mais ou menos. Moramos na mesma casa com duas filhas, mas desde que minha esposa passou a tomar decisões que não são compatíveis com as minhas, como por exemplo, permitir que meu genro mande na minha casa deixando e pegando minha filha a hora que quer e desde que permitiu o namoro deles, o nosso relacionamento acabou. Fui obrigado pelos meus pais e pela família a me casar, pois não queria e se fosse para casar novamente, não se casaria com a mesma pessoa (HSM).

Aí! meu companheiro atual tem muito ciúmes, mas ao mesmo tempo eu fico com medo de jogar tudo para o alto: uma relação de 15 anos, um filho adotivo por conta de uma aventura (HSH).

Ou ainda "filhos ajudam enfrentar a solidão":

Gostaria de ter uma companhia fixa, mas não é simples encontrar alguém. Atualmente, saio muito com os meus filhos.

Ou ainda, "auxiliando no tratamento de HIV/Aids":

Minha filha me ajuda, não sei ler; meu filho às vezes vem buscar o remédio (M).

Pessoas que moram sozinhas ou com familiares (mãe, irmãos ou tio[as]) e que não mantinham relações de conjugalidade desenvolvem relações contraditórias com a família extensa, que são ao mesmo tempo fonte de suporte e de apoio:

Porque tenho esquecido, tomo alguns e esqueço outros. Atualmente estou esquecendo das coisas e tenho solicitado ajuda de minha irmã para os dias de exames e de consulta médica (HSH).

Ou são fonte de mais solidão e angústia:

Gostaria de contar para um irmão meu, mas ele tem depressão e acho que ele pode reagir pior do que eu, eu não quero mais esta culpa (HSH).

Nota-se que, para os que têm a mãe viva, esta continua cumprindo a função materna de acolhimento, suporte, afeto e cuidados mesmo quando esses filhos são adultos maduros com 40 a 50 anos:

É um pouco ruim [estar só], certo? E eu tenho a minha família, a minha mãe e muito amigos que me dão muito apoio mesmo. Amigos que não tem problema de me abraçar, me cheirar, me pegar, tomar água no mesmo copo.

A título de conclusão

A partir da análise de todos os núcleos discutidos até o momento, notamos que a conjugalidade e parentalidade não se baseiam numa relação de confiança, fidelidade, comunicação aberta e construtiva necessárias para uma relação igualitária. A configuração da conjugalidade e da parentalidade explicita questões postas socialmente sobre os significados destas relações, que demandam ações dos equipamentos de saúde nas três dimensões que a categoria de vulnerabilidade abarca.

Ações programáticas, que envolveriam capacitar profissionais para lidar com as próprias pré-concepções sobre relações de intimidade afetiva sexual, de práticas sexuais, de orientação sexual. Capacitá-los para uma escuta aberta e reflexiva que permita construir ações conjuntas visando qualidade de vida e prevenção de doenças. Capacitá-los para diagnóstico nas UBS e nas salas de parto (para as mulheres que não fizeram o pré-natal) de forma a evitar a transmissão vertical. Desenvolver campanhas sobre a função do pré-natal na proteção mãe x bebê de forma a potencializar as ações de prevenção. Disponibilizar atividades grupais segundo segmentos (mulheres, homens, crianças, jovens) que possibilitem a troca e a formação de redes de apoio e inserção social.

Ações na comunidade em que o equipamento de saúde se insere de forma a estimular a quebra da estigmatização, ações educativas em que se potencializa as trocas e construções coletivas; apreensão de valores grupais para avaliá-los e redimensioná-los na direção da cidadania; questionamento dos papéis tradicionais de homens e mulheres; promoção de abertura para possibilidades criativas e emancipadoras — são ações possíveis.

Ações em que o foco é a história pessoal de cada usuário, dos casais e das famílias assistidas. Aqui se parte dos sentidos pessoais para processá-los, ressignificando-os em direção à construção de diálogo com escutas abertas, de um olhar para o outro com seus potenciais e limites e não de forma idealizada (que aliena), da identificação das próprias potências e limites, de promoção de diálogos familiares, onde as relações vinculares possam ser ressignificadas e criativas. Enfim, cada um apropriar-se de seus sentimentos, pensamentos e ações em direção à autonomia e cidadania.

O trabalho sobre o uso de preservativos como autocuidado e prevenção secundária deve incluir as vivências, valores e sentimentos, relações de gênero expressas na comunidade e em cada usuário de maneira que a inclusão de um terceiro (o preservativo) nas práticas sexuais seja incorporado de maneira agradável, criativa e integrativa para cada parceiro sexual.

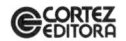

4

CONDIÇÕES DE SAÚDE E HISTÓRIA DO ADOECIMENTO

Todo adoecimento significa uma ruptura na vida, nos projetos, na perspectiva de futuro e o indivíduo necessita buscar formas de enfrentamento para essa nova situação. É um processo inserido na história de vida do indivíduo que adoece e, portanto, está vinculado a uma dinâmica em que os pensamentos, emoções e ações atreladas à sua condição sócio-histórica e cultural vão permear as possíveis maneiras de lidar com o agravo à saúde.

Quando o indivíduo relata a via pela qual se infectou, está expressando também como vive e sente suas relações afetivas e sociais, sua sexualidade segundo valores e crenças adquiridos ao longo de seu viver.

Alguns exemplos disso estão nas falas de usuários:

Eu peguei (a doença) de alguma mulher, também, transava com todas: loira, morena, nenhuma me escapava (esse usuário orgulhava-se em ser um garanhão, sentia sua autoestima elevada, sentia-se valorizado). Eu peguei do meu marido, confiava nele, só tinha relação com ele, nunca pensei que ele me passaria esta doença (essa usuária considerava que sua confiança no parceiro e sua fidelidade a protegiam da infecção). Eu peguei do meu marido, ele era mulherengo e usava droga e eu não podia falar nada que ele batia em mim e nos meus filhos (esta usuária sentia-se ameaçada pelo marido, tendo que suportar suas agressões por não ter para onde ir com seus filhos). Peguei do meu marido, ele bebia, tinha uma vida bagunçada e eu sempre fui fiel porque amava muito ele, esta usuária diz que suportou tudo por amor a ele e à família.

Esses exemplos indicam valores socialmente construídos a respeito da identidade de gênero masculino e feminino.

Percebemos, por essas falas, que as relações de poder que se estabelecem endossam a ideia da superioridade masculina e da submissão feminina. A desigualdade entre os gêneros torna a mulher mais vulnerável e, em muitas situações, excluída socialmente.

É nesse contexto sociocultural que a mulher está mais suscetível à infecção do HIV. Esta dependência leva a dificuldades em estabelecer negociações de práticas sexuais mais seguras. Soma-se a isso o fato de que elas correm mais risco de ser infectadas durante as relações sexuais vaginais do que os homens.

Os dados epidemiológicos (Brasil, 2008) demonstram que houve evolução da epidemia no sexo feminino e que a transmissão se dá via relações heterossexuais, em sua maioria, seguida por uso de drogas injetáveis.

A partir dos relatos de pessoas vivendo com HIV/Aids, coincidentes com os dados epidemiológicos, temos que para o sexo masculino a transmissão e ou infecção acontece em sua maioria por relações heterossexuais, seguida por relações homossexuais e bissexuais e, como menor via, o uso de drogas injetáveis. Os dados também apontam para o decréscimo da infecção em usuários de drogas injetáveis, o que demonstra os resultados positivos dos programas de redução de danos em relação à prevenção.

Em relação ao relato de como se infectaram, houve discrepâncias entre o registro médico e o psicológico, no que se refere à atividade heterossexual e homossexual.

A infecção via relação sexual aparece em 93% dos prontuários médicos e 73% dos da psicologia. Ao analisar o relato ao psicólogo sobre a infecção via relação homossexual, observamos uma diferença grande entre São Paulo (44%) e Recife (28%); o mesmo ocorreu com a afirmação de não saber como se infectou, 18% em São Paulo e 30% em Recife, sendo as mulheres de Recife (34%) as que mais relatam não saber como se infectaram.

Esses dados podem ter relação com a experiência dos psicólogos/pesquisadores: em Recife os pesquisadores tinham menor experiência profissional do que os de São Paulo, o que implica uma facilidade tanto de maior escuta e acolhimento decorrentes do exercício profissional como de desenvolver a assistência aliada à pesquisa. Mas também tem a ver com maior falta de informação das mulheres de Recife.

Diferenças culturais entre Recife e São Paulo também podem dificultar o acesso a informações de qualidade na relação dialógica entre psicólogos e usuários, pois a cultura hegemônica de heterossexualidade demanda treinamento mais apurado dos profissionais para um diálogo que rompa com os estereótipos e as "vergonhas" dos usuários e dos profissionais.

O relato das pessoas vivendo com HIV/Aids mostram que, em relação aos homossexuais, são estigmatizados como indivíduos que apresentam condutas desviantes e, muitas vezes, vivem à margem da sociedade em condições de risco para a saúde. Assumir-se homossexual é ter que enfrentar conflitos pessoais, preconceitos e discriminação familiar e social.

Alguns homens mantêm relações sexuais com outros de maneira esporádica, por isso não se percebem homossexuais nem bissexuais. A falta de rotina dessas práticas sexuais não define a identidade sexual deles. Essa problemática coloca a questão do risco e da vulnerabilidade desses homens e de suas parcerias sexuais a partir do momento em que o não uso de preservativo possibilita reinfecções.

Além da dificuldade em assumir-se homossexual, muitos homens não se consideram como tal, ou ainda não se consideram bissexuais por exercer na relação sexual uma atitude ativa, a de quem penetra.

A ação de uma ideologia do gênero, que divide os indivíduos em ativos e passivos, exerce sua força agindo nas negociações de práticas de sexo mais seguro: os ativos se consideram homens e/ou heterossexuais e se negam a usar preservativos.

Assim, as relações homossexuais parecem repetir a mesma desigualdade de poder de gênero das relações heterossexuais, quando estas se configuram com padrões bem delimitados entre os parceiros sexuais.

Outro fator que contribui para o usuário não se identificar como bissexual relaciona-se a achar que toma "atitudes de homem" na vida e, portanto, sua identidade não está ligada à prática sexual, mas sim à postura de vida.

O depoimento de um usuário ilustra isso:

Eu já transei com homens, mas faz muito tempo. Depois só transei com mulher, e aí nenhuma me escapava. Eu atraía todas elas.

Este usuário se nomeia heterossexual e não queria contar a ninguém sobre sua soropositividade, alegando que as pessoas poderiam pensar que ele é *gay* e ele não é, pois sustenta a família e é responsável pela educação dos enteados. Assim, assume a identidade de gênero masculino como o provedor e organizador da família.

É importante ressaltar que aos profissionais de saúde cabe um trabalho de investigação em que se priorize a atenção no modo pelo qual os usuários expressam e vivem sua sexualidade para que as orientações sobre o tratamento e o autocuidado sejam eficazes. Para tanto, é preciso apreender a singularidade e a multiplicidade dessas expressões, viabilizando o princípio da equidade na atenção à saúde.

Em relação ao uso de drogas e à transfusão de sangue, no prontuário médico, há incidência maior de usuários de drogas em Recife (11% homens) do que em São Paulo (1% homens). Em São Paulo, não é que não existam usuários de drogas, mas o ambulatório (local de coleta deste estudo) não é referência para o atendimento dessa população. Existem Serviços de Ambulatório Especializados para esta assistência. Por sua vez, em Recife, o hospital (local de coleta) é referência para todos os tipos de usuário. Portanto, as diferenças da organização dos sistemas de saúde regional dessas capitais se refletem nos dados obtidos.

Em Recife, há uma frequência maior de transfusão de sangue entre as mulheres (17%) do que em São Paulo (5%). Algumas hipóteses podem ser levantadas: existência de problemas ginecológicos e gravidez de risco associados a um sistema de saúde precário.

A região da Zona da Mata, em Pernambuco, apresenta alta incidência de violência contra a mulher (OPAS/OMS, 2001), o que pode ser fator propiciador de transfusões de sangue. A questão da violência física e sexual mais ligada a um comportamento masculino explicado pela busca de restauração de poder ou prevenção da perda deste faz das mulheres as maiores vítimas, o que aumenta sua vulnerabilidade às doenças sexualmente transmissíveis e aids, fator importante a ser considerado na organização de serviços de prevenção e assistência.

Quanto às reações dos usuários, estes, ao receberem o diagnóstico, expressaram-se de muitas maneiras diferentes.

Alguns depoimentos podem exemplificar esta diversidade:

Fiquei desesperado, não conseguia aceitar, pensei em me matar. No começo foi uma bomba, achava que ia morrer logo, mas depois fui me informando e vi que não adoecia e a vida continuava, fui me acalmando e convivendo com a questão. Fiquei sabendo quando fui doar sangue no hospital, peguei o resultado e guardei o papel dentro do livro que estava lendo e continuei a leitura. Acho que agora vou começar a viver porque antes só me drogava e o dinheiro que eu recebia gastava tudo em droga. Eu fiquei arrasada, pedi perdão a Deus pelos meus pecados, sabia que estava pagando pelos meus erros.

De forma geral, é sempre impactante saber-se soropositivo: alguns usuários negam esse resultado; outros se deprimem; há os que procuram enfrentar acreditando que o tratamento é o melhor caminho; alguns se revoltam; há os que vivem a doença de forma dissociada, isto é, fazem o tratamento mas procuram "esquecer" que são soropositivos.

A maneira de cada um enfrentar o diagnóstico está sempre entrelaçada à sua história de vida e sinaliza as dificuldades e/ou as facilidades que essa pessoa poderá sentir até mesmo para aceitar e posteriormente ter condições ou não de desenvolver boa adesão ao tratamento.

A negação da infecção e o isolamento são fatores incontestáveis de vulnerabilidade para o usuário, pois dificultam a busca por informação, retardam o início do tratamento e do autocuidado.

Cabe aqui ressaltar que dar o diagnóstico não é simplesmente o profissional de saúde falar sobre o resultado de um exame, mas sim ser continente para que o usuário expresse suas dúvidas e seus sentimentos e se reorganize.

Outro tópico importante a ser considerado refere-se há quanto tempo os usuários sabem sobre sua soropositividade.

Da amostra geral, metade (53%) possuía a informação havia algum tempo, de cinco a mais de dez anos, enquanto a outra metade dividia-se entre um a três anos (28%) e três a cinco anos (19%), indicando ou infecção recente ou diagnóstico tardio. Essa última hipótese parece a mais plausível, pois metade deles iniciou o tratamento quando tinha algum sintoma de HIV ou de aids. Somente 33% apresentavam-se com HIV na fase assintomática no momento do diagnóstico médico.

É interessante notar a diferença de porcentagem entre homens e mulheres, e entre as duas capitais: em São Paulo temos 39% da amostra geral nessa condição (assintomático), enquanto em Recife 22%.

As mulheres em São Paulo respondem por 46%, o que significa um diagnóstico mais precoce do que as de Recife, e estas se encontram na fase sintomática do HIV (36%) ou com infecções oportunistas decorrente da aids (36%).

Os dados de Recife podem indicar que o diagnóstico dessas mulheres foi feito a partir do adoecimento de aids de seus companheiros. Nessas condições, portanto, a mulher já estaria infectada sem ter o conhecimento, retardando, assim, o início do tratamento.

Essa situação reforça os achados apontados na literatura sobre o momento do diagnóstico atravessado pelas relações de gênero: a mulher, ao manter uma relação estável com o companheiro, não faz uso de preservativo, o que a coloca numa situação de vulnerabilidade.

Quanto aos homens, em São Paulo, também se encontram ou na fase assintomática (35%) ou na fase sintomática B do HIV (27%); enquanto os de Recife distribuem-se pelas fases assintomática (28%), sintomática B (39%) e infecções oportunistas de aids (28%).

Ao relacionar esses adoecimentos com o tempo que os usuários têm conhecimento do diagnóstico de soropositividade, a maioria há mais de cinco anos, podemos hipotetizar a não percepção de sua vulnerabilidade e o início tardio do tratamento.

Segundo os registros médicos, 75% dos que receberam o diagnóstico já estavam com aids, sendo que em São Paulo esta porcentagem chega a 82% enquanto em Recife a 58%.

Essa diferença de diagnósticos mais tardios em São Paulo talvez tenha relação com o ambulatório onde se desenvolveu este trabalho, um equipamento de saúde ligado a hospital universitário de atendimento terciário, ou seja, atende casos graves na região Sul e Sudeste da cidade.

Em Recife, os participantes estão divididos entre diagnóstico de HIV (42%) e aids (58%) com distribuição também semelhante entre homens (41% HIV e 59% aids) e mulheres (46% HIV e 54% aids).

As mulheres de São Paulo (80%) e Recife (68%) têm mais adoecimentos do que os homens, o que indica não adesão ao tratamento, diagnósticos mais tardios ou ainda, adoecem por reinfecções pelo uso assistemático de preservativo nas relações sexuais. Essa última alternativa parece mais plausível se considerarmos os dados já analisados.

Ao comparar o relato de adoecimento durante a entrevista psicológica e o registro no prontuário médico observa-se que os relatos de adoecimento, em São Paulo, dos homens (32%) e das mulheres (10%) são semelhantes ao registro do médico; no entanto, 64% dos relatos de adoecimento das mulheres não são registrados no prontuário médico.

Em Recife, os relatos de adoecimentos feitos não são apontados pelos médicos (82% homens e 62% mulheres) ou diferem sobre qual é a doença (38% das mulheres).

Esses dados indicam valorações diferenciadas sobre o mal-estar vivenciado pelas pessoas com HIV/aids: os médicos utilizam como critério protocolos e consensos internacionais e nacionais para diagnóstico de doenças oportunistas e associadas, enquanto os usuários, ao sentirem qualquer alteração corporal ou vivência dolorosa, atribuem isso ao HIV.

Existe ainda a questão de gênero permeando a relação médico x usuária, que expressa o imaginário popular de que as mulheres são poliqueixosas e que, portanto, não se deve levar a sério queixas femininas; consequentemente, nenhum registro dessas informações é feito em prontuário.

Parece não haver escuta, por parte dos médicos, que valorize a percepção que homens e mulheres têm do próprio corpo ou de seu funcionamento; e a maneira com que lidam com ele, seu limiar de dor.

A cultura define alguns parâmetros do masculino e do feminino; assim, espera-se que os homens sejam mais sensíveis à dor e que as mulheres se "queixem de mal-estar", mas "suportem mais" a dor.

Os dados médicos e psicológicos caminham na mesma direção ao focar a presença ou ausência de adoecimentos, e se estes se referem a doenças oportunistas ou intercorrências. Nesse caso, há uma incidência alta de ambas.

Quando os relatos se referem ao número de internações, os dois registros (psicológico e médico) são equivalentes nas duas cidades: 63% dos usuários já foram internados em decorrência da soropositividade, não diferindo homens e mulheres.

Considerando esses dados com os de adoecimento, pode-se supor uma aparente objetividade da internação (que justificaria a concordância dos dados) e uma ênfase na subjetividade das queixas de sofrimento pela vivência do HIV no cotidiano.

Sem dúvida, o registro mais apurado das queixas poderia melhorar a assistência oferecida pelas equipes e facilitar a integração entre os diferentes profissionais que a compõem.

A maioria da amostra estudada foi internada uma vez (72% em São Paulo e 65% em Recife), mas 34% dos homens de Recife foram internados duas vezes.

Essas internações dizem respeito ao desenvolvimento da aids, que podem estar associadas à reinfecção, à menor adesão aos medicamentos e ao uso irregular de preservativos bem como aos diagnósticos mais tardios com o desenvolvimento da doença em estágios mais avançados e com maior dificuldade de controle.

Nesse contexto, três usuários apresentaram falência dos ARV (antirretrovirais). Isto significa que as medicações não foram eficazes para eles. No entanto, estudos têm mostrado que a mortalidade por aids após a terapia ARV caiu de maneira significativa. Eles se enquadram no percentual de falha da terapia pelo uso inadequado da medicação e ou pelo não uso de preservativos. Esses usuários do sexo masculino relataram, na entrevista psicológica, o uso inconstante de preservativo em suas relações e a tomada irregular das medicações. Tais comportamentos podem estar associados à falência dos ARV.

As mulheres, por sua vez, postergam o início do tratamento, mas quando o fazem passam a ter mais cuidado visando qualidade de vida.

Dois fatores fundamentais no controle da infecção são as taxas de carga viral (CV) e de CD4 (células de imunidade afetadas pelo HIV) que avaliam a eficácia do tratamento. Os resultados indicam que a maior parte dos usuários está tendo boa resposta ao tratamento, considerando o nível adequado dessas taxas, mas a adesão é parcial e se reflete possivelmente por maior adequação ao tratamento medicamentoso do que pelo uso de preservativo.

A análise, nos prontuários médicos, dos registros de sintomas psicológicos e dos encaminhamentos para atendimento específico pode indicar as condições de saúde mental das pessoas vivendo com HIV/aids e a possibilidade de diálogo multiprofissional.

Em São Paulo, as mulheres (32%) apresentam mais queixas psicológicas, enquanto em Recife são os homens (14%) que o fazem. Mesmo assim, são em menor número, quando comparados às mulheres paulistas. Há quase quatro vezes mais mulheres referindo queixa psicológica do que em Recife. Aqui se coloca a questão: ou o médico não registra ou não valoriza a queixa.

Apenas 9% (São Paulo) das mulheres são encaminhadas pelos médicos para atendimento especializado, e em Recife, nenhuma. Quanto aos homens, nenhum foi encaminhado para a saúde mental.

No entanto, em Recife, no ambulatório estudado, todo usuário que quiser pode passar por terapia individual, pois existe um serviço de psicologia no local que prioriza esse tipo de atendimento, o que não está disponível em São Paulo.

Ainda se pode ponderar que o maior nível de escolaridade das mulheres de São Paulo permite-lhe maior discriminação do seu processo subjetivo e o reconhecimento de seus direitos de assistência, inclusive psicológica, e elas valorizam esse autocuidado.

A discrepância que os resultados apontam entre alta porcentagem de queixas psicológicas e poucos encaminhamentos para um serviço específico leva a pensar que ou a população não apresenta patologias que envolvam encaminhamento para a psiquiatria; ou as queixas psíquicas não são reconhecidas pelo médico ou o usuário não consegue colocar claramente suas demandas para ser atendido no serviço especializado.

É uma questão de difícil resposta e de suma importância, pois a adesão está diretamente ligada ao entendimento que o usuário tem sobre seu processo de viver com HIV/Aids, seu tratamento e autocuidado, para tanto, é preciso que sua saúde mental esteja preservada.

Os sintomas psíquicos não diagnosticados e não tratados certamente interferem negativamente e dificultam o processo de adesão. Muitos depoimentos de usuários retratam quanto a depressão, por exemplo, provocou isolamento, desesperança de viver, solidão resultando na dificuldade e no medo de buscar ajuda e tratamento.

Ainda que as taxas de CV e CD4 indiquem níveis adequados, a vivência de muitos usuários se contrapõe a esses dados. Embora apresentem boa resposta ao tratamento, eles têm uma percepção interna bastante deteriorada, o que compromete sua qualidade de vida, suas relações familiares, afetivas e sociais. Essa visão de si parece associada ao fato de viver com HIV/Aids e atribuir toda experiência negativa e todos os problemas à infecção, além de ter que lidar com o próprio preconceito de estar infectado por um vírus tão estigmatizado. Alguns participantes, por sua vez, mostram integração na dimensão de corporeidade, expressando qualidade de vida e saúde mental.

Para resumir, sobre a história do adoecimento temos que: maior número de mulheres se infecta via relações heterossexuais; os homens se infectam por relações heterossexuais, homossexuais e bissexuais. Estes, ao não se perceberem bissexuais, põem em risco a própria saúde e de seus companheiros(as), pois se tornam vulneráveis a se reinfectar quando não usam preservativo; as mulheres ainda se mantêm foco de discriminação social com menor acesso aos equipamentos de saúde, o que retarda o diagnóstico e o tratamento; nas relações amorosas muitas vezes se submetem ao companheiro e são vítimas de maior violência; assim, têm menor condição de negociar sexo seguro; as queixas femininas muitas vezes não são valorizadas por serem poliqueixosas e, consequentemente, poucos encaminhamentos são feitos; elas adoecem mais que os homens e uma alta porcentagem da amostra desenvolveu aids.

Nesse panorama, muitos são os desafios a enfrentar: possibilitar que o diagnóstico seja realizado precocemente e garantir na assistência uma parceria instituição de saúde e usuário de tal forma que o tratamento seja iniciado o mais rapidamente possível, evitando o adoecimento pelo HIV (fase sintomática) e a aids.

É fundamental uma elucidação sistemática e rigorosa dos riscos à saúde física e mental de homens, mulheres, seus filhos e parceiros fixos ou não que devem ser garantidas como direito.

Que os profissionais de saúde dispam-se de seus preconceitos e que se permitam estabelecer uma relação mais próxima e acolhedora com os soropositivos para que suas orientações sejam mais eficazes.

Que haja maior integração das equipes de assistência, em que seus dados e prontuários possam estar interligados e que "tenham linguagem em comum".

E, ainda, que o preconceito que permeia as relações sociais, familiares e afetivas seja discutido e minimizado para que as pessoas infectadas sintam-se mais encorajadas a buscar tratamento o mais rápido possível.

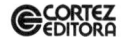

5

RELAÇÕES SOCIAIS E VIVER
COM HIV/AIDS

Neste capítulo, pretende-se discutir a rede de relações sociais e os significados de viver com um agravo à saúde, HIV/Aids, que promove uma modificação radical na rotina de vida das pessoas com importantes implicações no cotidiano do existir.

Na assistência e pesquisa desenvolvidas junto às pessoas vivendo com HIV/Aids quisemos conhecer e compreender como elas organizam suas relações sociais, afetivas e como significam suas próprias vidas.

As relações sociais iniciam a partir da comunicação entre as pessoas: conversar sobre e partilhar a soropositividade com alguém são indicadores de quanto a pessoa vivendo com HIV/Aids enfrentar a discriminação social e constrói redes sociais.

Em 1987, Jonathan Mann, na Assembleia Geral das Nações Unidas, chamou a atenção da plateia quando caracterizou a pandemia de HIV/Aids que se disseminava rapidamente pelo aspecto da estigmatização e da discriminação. Ele considerou estigma e discriminação a epidemia mais explosiva, por ser uma resposta social, econômica, cultural e política à aids. Passados mais de vinte anos desse pronunciamento, obtivemos vitórias no campo dos tratamentos e das terapias para pessoas infectadas pelo HIV/aids, mas em relação ao estigma e à discriminação não podemos comemorar da mesma maneira. As pessoas soropositivas ainda se ressentem com o estigma, o preconceito e a discriminação, tendo sua identidade social impactada.

A identidade social constitui a maneira pela qual nos apresentamos na sociedade, ou seja, são papéis sociais expressos através da maneira de vestir, agir, falar, enfim, de estar no mundo. É o caráter que assumimos, e é por meio da identidade social que estabelecemos nossos relacionamentos.

Ela desempenha importante papel em nosso desenvolvimento social e psicológico. À medida que começamos a agir de determinada maneira, a desempenhar um papel, nossa identidade se altera gradualmente nessa direção.

A identidade social refere-se também a uma multiplicidade de papéis que o ser humano possui. Essa variedade de papéis sociais se manifesta ao ser requisitada. Dependendo das exigências apontadas pelo meio externo em relação a cada um desses papéis, é possível integrar mais ou menos todas essas identidades, que são partes de um todo. Ser cada um desses papéis e todos eles implica aprender a ser e internalizar valores, expectativas dos outros a respeito de si mesmo bem como ideias a respeito dos outros e de si mesmo. Nesse processo, vai se formando a autoimagem e a autoestima.

O estigma tem efeito marcante na autoimagem e na autoestima. Segundo Goffman (1988), estigma se define como um atributo que desqualifica quem o possui por ser utilizado pela sociedade para discriminar o indivíduo, uma vez que tal atributo é considerado defeito, fraqueza ou forma de desaprovação. A pessoa estigmatizada carrega uma identidade social marcada e deteriorada, associada a atributos que levam ao descrédito. Goffman observa que a pessoa estigmatizada é percebida pela sociedade como alguém com "uma diferença indesejável".

O estigma pode conduzir a pessoa ao autoisolamento, tornando-a desconfiada, deprimida, hostil, defensiva, ansiosa e confusa, pois não se sente segura em relação à maneira como os outros a identificarão e receberão. Surge a sensação de nunca saber o que os outros estão realmente pensando dela (Goffman, 1988).

Logo no início, a pandemia de HIV e aids incorporou uma variedades de metáforas que reforçaram a estigmatização e a discriminação de quem estava infectado. Mostravam a aids como morte através da imagem da Grande Ceifeira; como horror, ou seja, os infectados com HIV seriam endiabrados e temidos; como punição por comportamentos imorais e/ou promíscuos; como crime por se deduzir que há um culpado e um inocente; como guerra, pois o vírus precisa ser combatido; como o outro porque a infecção é vista como algo que aflige alguém distante de mim e como vergonha (Unaids, 2000).

Ainda hoje, HIV/aids se associa à homossexualidade, ao desvio sexual, à prostituição e à promiscuidade. Todas as sociedades parecem concordar com esses estigmas e discriminações, que despotencializam as pessoas. Devemos entender o estigma e a discriminação como processos sociais, pois estão no cerne da produção e reprodução das relações de poder e controle dos sistemas sociais.

É importante lembrar que a estigmatização não ocorre de maneira abstrata; ao contrário, ela faz parte de complexas lutas pelo poder que estão no coração da vida social; ou seja, o estigma é empregado por atores sociais reais e identificáveis, que buscam legitimar seu *status* dominante nas estruturas de desigualdade social existentes (Parker e Aggleton, 2001; Almeida e Labronici, 2007).

O processo de estigmatização do HIV e da aids acompanhou as três fases da progressão da pandemia: (1) disseminação silenciosa e imperceptível do vírus; (2) aparecimento dos sintomas de doença infecciosa; (3) epidemia das respostas sociais, culturais, econômicas e políticas à aids, caracterizada por reações carregadas de estigma, discriminação e, por vezes, repulsa da coletividade (Unaids, 2003).

Além disso, cinco fatores contribuem para a manutenção do estigma: o fato do HIV/Aids ser um agravo à saúde que ameaça a vida; o medo que as pessoas têm de se infectar com o HIV; a associação da aids a comportamentos ainda objeto de estigma na maior parte da sociedade, como relações sexuais entre homens e o consumo de drogas injetáveis; as crenças religiosas ou morais que levam alguns a pensar que ter se infectado com HIV e desenvolvido aids resultam de falta moral (promiscuidade ou relações sexuais "desviantes"), por isso merecem castigo; por último, a culpabilização e responsabilização individual das pessoas que se infectaram e adoeceram pelo HIV (Unaids, 2002).

Analisemos como esses processos de estigmatização e discriminação se configuraram nas pessoas vivendo com HIV e aids acompanhadas por nós. O primeiro aspecto que analisamos foi: "Você conversa com alguém sobre ser HIV+?"

Tabela 1
Distribuição em porcentagem sobre falar sobre o HIV/Aids segundo sexo e cidade

Categoria	Geral	Homens/SP	Mulheres/SP	Homens/PE	Mulheres/PE
Sim	60%	63%	58%	59%	58%
Não	40%	37%	42%	41%	42%

Fonte: Kahhale et al. (2008). Relações de gênero e sexualidade: a transversalidade com a adesão ao tratamento em HIV/Aids. CNPq, 403023/2005-0.

Percebe-se que conversar sobre o HIV é padrão para metade das mulheres nas duas localidades (58%) e para pouco mais da metade dos homens. Mas, a porcentagem dos que não conversam ainda é muito grande, e percebe-se que apesar do índice entre as mulheres ser ligeiramente mais alto do que o dos homens ainda é alarmante o autoisolamento. Metade delas impõe-se autossofrimento e diminuem sua rede social. Há também autodiscriminação; por exemplo, na atividade desenvolvida na sala de espera do ambulatório de São Paulo, a fala: "Deus que me livre sair com alguém que tem HIV" era muito frequente, reportando-se a eles mesmos como se não fossem soropositivos. Há discriminação social de pessoas que não querem sair nem se relacionar com soropositivos, aspecto que notamos mais frequente entre os homens, ditos heterossexuais do que entre as mulheres.

Ao analisar a situação inversa, 40% não conversam com ninguém sobre ser soropositivo. Por que não o fazem? "Qual o motivo para não conversar?"

A principal razão apontada é isolar-se para se proteger, seguida de medo do preconceito e da rejeição. Chama atenção a porcentagem de mulheres em Recife que apontam o medo do preconceito e o isolamento. Isso também é uma expressão da desigualdade de gênero a que as mulheres estão submetidas.

Tabela 2
Distribuição em porcentagem sobre razões para conversar
com alguém segundo sexo e cidade

Categoria	Geral	Homens/SP	Mulheres/SP	Homens/PE	Mulheres/PE
Poupar o outro	7%	12%	6%	—	—
Isolamento	48%	44%	44%	64%	50%
Medo do preconceito	25%	24%	28%	18%	38%
Medo da rejeição	20%	20%	22%	18%	12%

Fonte: Kahhale et al. (2008). Relações de gênero e sexualidade: a transversalidade com a adesão ao tratamento em HIV/Aids, CNPq, 403023/2005-0.

O isolamento leva as mulheres a ter dificuldade de buscar relações afetivas, com medo de abraçar, de chegar perto e de tocar o outro. No processo construído neste trabalho, muitas vezes, ao final do encontro, o terapeuta abraçava o usuário, e este se emocionava. Um deles agradeceu o abraço com lágrimas nos olhos, expressando que havia muito não era abraçado por alguém.

Constatamos que, apesar de múltiplas campanhas na mídia contra a discriminação, as pessoas vivendo com HIV/Aids somente conversam sobre a soropositividade com familiares. Só 4% dessa população conversava sem restrição. Ao analisar o significado das razões apontadas por eles (poupar o outro, isolamento, medo do preconceito ou medo da rejeição), percebemos que, mesmo com falas diferentes, o problema é a discriminação social, ou seja, estigma, autodiscriminação, que não deixa de ser, novamente, o estigma subjetivado e a culpabilidade. Esses fatores reunidos levam as pessoas vivendo com HIV e Aids ao isolamento para proteger-se da sociedade, e isso ocorre independentemente do sexo. Não conversar sobre o HIV denota a estigmatização do vírus e da Aids, e calar-se pode ser uma estratégia de proteção contra a discriminação.

Analisando pessoas que conversam com alguém sobre a soropositividade, "Com quem você conversa?"

Tabela 3
Distribuição em porcentagem sobre quem sabe que
o(a) usuário(a) é soropositivo(a) segundo sexo e cidade

Categoria	Geral	Homens/SP	Mulheres/SP	Homens/PE	Mulheres/PE
Cônjuge	16%	32%	9%	4%	—
Familiares	50%	35%	70%	50%	55%
Amigo	24%	27%	13%	33%	9%
Ambulatório	6%	—	9%	7%	27%
Sem restrição	4%	3%	—	7%	9%

Fonte: Kahhale et al. (2008). Relações de gênero e sexualidade: a transversalidade com a adesão ao tratamento em HIV/Aids, CNPq, 403023/2005-0.

Elas conversam e compartilham o diagnóstico de HIV$^+$ ou aids com familiares (pais, irmãos e por vezes filhos). As mulheres conversam mais com seus familiares do que com seus cônjuges nas duas localidades.

Há acentuada diferença entre o comportamento dos homens de São Paulo e os de Recife. Os homens de São Paulo dividem-se quase que igualmente entre conversar com familiares e com cônjuge, mas em Recife o mesmo não ocorre: raros são os homens que compartilham com o cônjuge o diagnóstico de HIV/Aids, preferindo familiares e amigos.

Um espaço que tem servido como local de refúgio ao sofrimento de viver com HIVS/aids é a família. Falar em família é falar, em princípio, em território seguro; em geral envolve falar com a mãe, aquela que exerce o papel social de cuidadora, acolhedora e provedora de alimento e afeto, aquela que aceita incondicionalmente os filhos. Assim, apesar das dificuldades familiares de aceitação da diversidade de orientação sexual, ainda é o local para se sentir seguro, local de conversa, de apoio, de desabafo.

Embora, homens e mulheres possam partilhar o fato de viver com HIV/Aids com seus familiares e cônjuges, ainda são raríssimos os que conversam com qualquer pessoa sobre sua doença. Em Recife há mais casais soropositivos concordantes; talvez isso *explique* porque nenhuma mulher de Recife converse com o marido sobre isso, o que implica a fidelidade conjugal.

Essa questão remete a outra sobre o teor dos diálogos: "Quem sabe que você é soropositivo?"

Tabela 4
Distribuição em porcentagem sobre receber
ajuda para tomar ARV segundo sexo e cidade

Categoria	Geral	Homens/SP	Mulheres/SP	Homens/PE	Mulheres/PE
Companheiro	10%	17%	84%	7%	79%
Familiar	78%	68%	8%	82%	21%
Amigo	12%	15%	8%	11%	—

Fonte: Kahhale et al. (2008). Relações de gênero e sexualidade: a transversalidade com a adesão ao tratamento em HIV/Aids, CNPq, 403023/2005-0.

É interessante notar que há, entre os gêneros, uma inversão do ato de compartilhar com alguém o fato de ser soropositivo ou com a família, ou com o companheiro e também entre São Paulo e Recife. Em São Paulo e Recife, os homens compartilham mais com os familiares o fato de viver com HIV/Aids que as mulheres, as quais compartilham mais com o companheiro. Dos homens acompanhados, 50% tinham orientação homossexual, e a maior parte deles não tinha parceria afetiva sexual fixa, o que reforça a família extensa como espaço de apoio social. A via de infecção das mulheres é, na maioria dos casos, sexual, por meio do companheiro, o que se expressa no conhecimento por parte destes da situação de soropositividade. Essa situação que remete à traição, à quebra de confiança na relação conjugal, permite compreender o porquê da aparente contradição entre o fato de os companheiros das mulheres saberem da soropositividade delas e não serem os eleitos para conversar sobre o HIV, mas sim a família extensa.

Há uma diferença sobre contar a respeito da soropositividade e falar sobre HIV/Aids. Aparentemente "falar sobre" pode significar conversas gerais e menos comprometedoras, o que nos permite compreender o fato de quase um quarto (27% São Paulo) a um terço (33% Recife) dos homens conversarem com amigos, e a maioria das mulheres (70% São Paulo e 55% Recife) com familiares; e partilham pouquíssimo a soropositividade com amigos. Essa diferença sobre quem sabe do diagnóstico provavelmente tem relação com a forma de infecção (através do companheiro para as mulheres) e de orientação sexual (homossexualidade) para os homens.

Outro aspecto que possibilita a criação de redes sociais é partilhar o tratamento e o autocuidado com outras pessoas. Vejamos: "Há alguém que o ajuda a lembrar-se de tomar a medicação?"

Tabela 5

Distribuição em porcentagem sobre quem ajuda para tomar ARV segundo sexo e cidade

Categoria	Geral	Homens/SP	Mulheres/SP	Homens/PE	Mulheres/PE
Sim	25%	21%	18%	44%	29%
Não	75%	79%	82%	56%	71%

Fonte: Kahhale et al. (2008). Relações de gênero e sexualidade: a transversalidade com a adesão ao tratamento em HIV/Aids, CNPq, 403023/2005-0.

Para a maioria dos entrevistados, não há ninguém que os auxilia a lembrar da medicação. Nota-se que as mulheres recebem menos ajuda para se lembrar da medicação do que os homens. Isso poderia significar autonomia e independência pessoal no autocuidado, mas também ser uma reprodução das relações de gênero, pois se espera que a mulher seja cuidadora e se cuide para cuidar de outros familiares e amigos. Neste contexto geral, no entanto, quase a metade dos homens de Recife conta com a ajuda de alguém para se lembrar de tomar a medicação, o que pode indicar que as mulheres de Recife desempenham mais fortemente o papel de cuidadoras (47% dos homens de Recife são casados). Esse aspecto parece reforçado pela análise a seguir. Das pessoas que recebem ajuda na ingestão das medicações, qual a origem dessa ajuda, isto é, "Quem o ajuda a lembrar-se de tomar a medicação?"

As mulheres de São Paulo somente recebem ajuda para a medicação dos filhos. Como já apontado, ao discutir relações familiares, essas mulheres estavam sem companheiro, pois tinham morrido de aids ou elas estavam separadas após o diagnóstico; por isso, só podiam contar com os filhos.

Tabela 6
Distribuição em porcentagem sobre as razões da ajuda
em relação aos ARV segundo sexo e cidade

Categoria	Geral	Homens/SP	Mulheres/SP	Homens/PE	Mulheres/PE
Companheiro	28%	43%	—	50%	25%
Filhos	32%	14%	100%	—	25%
Mãe	20%	28%	—	30%	—
Outros	20%	14%	—	20%	50%

Fonte: Kahhale et al. (2008). Relações de gênero e sexualidade: a transversalidade com a adesão ao tratamento em HIV/Aids, CNPq, 403023/2005-0.

Em Recife, o mesmo não acontece. O auxílio às mulheres é dividido entre companheiro e filhos, mas a maioria delas obtém ajuda de outros. Devemos lembrar que essas mulheres, na sua maioria, não tinham relações de conjugalidade estáveis, dependendo da rede de relações sociais para o autocuidado. Já os homens recebem mais ajuda da/o companheira/o. Isso reflete uma diferença entre os papéis sociais de gênero, quando a mulher só é cuidada nos momentos de fragilidade e/ou de comprometimento orgânico em função de sequelas decorrentes da evolução do HIV e/ou da medicação.

Isso remete à seguinte questão: "Qual a razão da ajuda com a medicação?"

Tabela 7
Distribuição em porcentagem sobre a expectativa de auxílio da
rede social próxima em relação aos ARV segundo sexo e cidade

Categoria	Geral	Homens/SP	Mulheres/SP	Homens/PE	Mulheres/PE
Cuidado com o portador	86%	100%	50%	100%	100%
Limite físico do usuário	14%	—	50%	—	—

Fonte: Kahhale et al. (2008). Relações de gênero e sexualidade: a transversalidade com a adesão ao tratamento em HIV/Aids, CNPq, 403023/2005-0.

Todos os homens consideram que obtêm auxílio pelo afeto que o outro tem por ele. Apesar de vários deles estarem em situação limite grave, dificultando o autocuidado, eles entendem a ajuda como afeto, reproduzindo a questão do gênero masculino como força e potência, negando a fraqueza e a perda da força muscular. As mulheres, por seu turno, caminham em direção oposta: entendem o cuidado como atenção dada por causa das limitações físicas, como um cuidado das pessoas, no caso filhos e/ou família extensa, significando afeto, carinho e não o descumprimento de sua função de cuidadora por limitações físicas. Para metade das mulheres, a ajuda é de fato, por limitações físicas. Nesse caso, essas sequelas comprometiam a visão e a compreensão de leitura e de instruções. Ser capaz de receber ajuda pode ter significados contraditórios de dependência e de aceitação, acolhimento por parte do cuidador. Como, nas pessoas que acompanhamos, isso se configurou?

"Você gostaria que seus familiares e/ou pessoas queridas o(a) auxiliassem em seu tratamento?"

Tabela 8
Distribuição em porcentagem sobre razões de recusa
de ajuda em relação aos ARV segundo sexo e cidade

Categoria	Geral	Homens/SP	Mulheres/SP	Homens/PE	Mulheres/PE
Sim	34%	25%	37%	36%	50%
Não	66%	75%	63%	64%	50%

Fonte: Kahhale et al. (2008). Relações de gênero e sexualidade: a transversalidade com a adesão ao tratamento em HIV/Aids, CNPq, 403023/2005-0.

A maior parte de homens e de mulheres não quer que ninguém ajude. Já as mulheres de Recife dividem-se igualmente entre desejar ou não ser cuidadas por alguém. Qual seriam as razões dessa expectativa? "Por qual motivo não gostaria que o auxiliassem em seu tratamento?"

Para as pessoas de São Paulo entrevistadas, o motivo mais alegado, pelos dois sexos, é a autonomia de vida. Já para as de Recife, homens e mulheres dividem-se igualmente entre ter autonomia e evitar conflitos em sua rede

Tabela 9
??????

Categoria	Geral	Homens/SP	Mulheres/SP	Homens/PE	Mulheres/PE
Autonomia	54%	56%	67%	39%	33%
Evitar conflitos	18%	3%	17%	39%	33%
Esconder da família	19%	29%	12%	17%	17%
Culpa	9%	12%	4%	5%	17%

Fonte: Kahhale et al. (2008). Relações de gênero e sexualidade: a transversalidade com a adesão ao tratamento em HIV/Aids, CNPq, 403023/2005-0.

social e afetiva. Podemos pensar que, por trás do gesto de esconder da família e de evitar conflitos, esteja o sentimento de culpa, conscientemente só apontado por 9% de todos os entrevistados.

Ao analisar as mulheres de Recife, no quesito culpa, temos uma porcentagem muito mais alta do que as de São Paulo, o que remete à questão do significado da infecção. Como já mencionamos anteriormente, é o medo que as pessoas têm de se infectar com o HIV; a associação da aids a comportamentos que ainda são objeto de estigma, na maior parte da sociedade, como ser profissional do sexo e o consumo de drogas injetáveis; as crenças religiosas ou morais que levam alguns a pensar que ter se infectado com HIV e desenvolvido aids são o resultado de falta moral e, por isso, merecem castigo. O significado de *não querer ajuda* expressa, contraditoriamente, a potencialização das pessoas soropositivas, a estigmatização e o isolamento, não a autonomia e o protagonismo de sua vida.

Tentando responder como as pessoas que vivem com HIV e aids compreendem o autocuidado, temos que ele está perpassado pelo estigma do HIV e da aids, implicando isolamento social, expresso pela abstinência de relações sexuais, pela falta de iniciativa e pela dificuldade de buscar atividade laboral. Alguns indicadores:

O isolamento social é muito frequente, podendo levar à dificuldade de buscar equipamentos de saúde. Por exemplo, "tenho medo de encontrar conhecidos no ambulatório por causa do preconceito das pessoas".

Quanto ao uso da medicação prescrita ser seguido de maneira assistemática, segundo dados coletados na sala de espera,[10] quando os usuários se engajam em atividades de lazer — beber ou dançar com amigos e parceiros sexuais — a medicação não é ingerida ou é postergado o horário de ingestão.

Os usuários não consideram o uso do preservativo como um cuidado importante. Isso é mais significativo entre as mulheres, *gays* e bissexuais. Significa que não se percebem com comportamento vulnerável. Por exemplo, essa fala dita por mulheres e *gays*: "não uso, quando os homens não gostam. Ou nunca usamos preservativo, talvez pelo fato de um ter confiança no outro". Ou "nem eu uso nem ele, perdemos o tesão". As mulheres consideram as relações estáveis de casamento como proteção e, portanto, revela-se como um autocuidado, dispensando inclusive o uso do preservativo. Sentem-se conflitadas entre seus sentimentos e as orientações que recebem sobre prevenção secundária da reinfecção. Por exemplo, "mas para ser sincera, eu não gosto. Quando você tem uma relação estável, você não quer ficar usando".

A abstinência sexual é uma das razões para alegar o não uso de preservativos nas relações sexuais. No entanto, é importante estar alerta, pois esse relato não significa que antes usava, sendo só um indicador de isolamento. Pelo contrário, no relato de vários usuários ele significa o não uso: "enquanto estava ativo sexualmente, nunca usei camisinha".

Entre os heterossexuais masculinos com relação estável, casados, sorodiscordantes, há maior frequência do uso de preservativo nas relações. Por exemplo, "tenho usado para evitar a infecção na X (esposa). No início foi complicado, comecei a usar depois que fiquei sabendo ser HIV, acho que muda o prazer".

Outra razão observada para o não uso do preservativo e a prática da prevenção secundária é um processo vivido pelo usuário: ao não adotar essa prática, tenta "esquecer a soropositividade e o tratamento". Tentativa esta que a pessoa que vive com aids vê como possibilidade de enfrentar estigmas e preconceitos, o que implica não reorganizar a rotina diária nem criar novos estilos de vida.

---

10. Vide capítulo 7 deste livro.

A consulta médica e os exames laboratoriais são considerados parte importante do autocuidado e do tratamento. Todos os usuários têm um relato sobre seu adoecimento ou resultados de carga viral e CD4 semelhante aos registrados no prontuário médico, demonstrando compreensão das prescrições e explicações do médico sobre seu estado de saúde.

Na vivência pessoal e singular de cada soropositivo, a roupagem simbólica assumida pelo estigma da aids passou a ser um dos grandes obstáculos que impedem as pessoas de revelar seu *status* sorológico pelo medo do abandono, do julgamento e de reações hostis ou negativas por parte dos outros. Também, podem conduzir à depressão, ao retraimento e a sentimentos autodestrutivos (Zampieri, 1996; Almeida e Labronici, 2007). Esses sentimentos de autoisolamento, de exclusão da vida social e de relacionamentos sexuais levam à vivência de morte social. Essas configurações geram em algumas pessoas o sentimento de não pertencimento à sociedade cível. Com isso, não conseguem procurar serviços de saúde e de apoio a que têm direito e, por conseguinte, não melhoram a qualidade de vida (Unaids, 2003; Almeida e Labronici, 2007; Daniel, 1991).

Dessa maneira, o autocuidado das pessoas vivendo com HIV e aids estará permeado por esse processo de estigmatização, ao qual cotidianamente se submetem e que só poderá ser rompido no seio das relações sociais, na criação de redes de apoio e desenvolvimento e no exercício da cidadania.

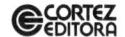

6

ADESÃO E VULNERABILIDADE

O grande desafio posto hoje à assistência aos portadores de HIV e aids é a questão da adesão ao tratamento (medicação antirretroviral e o uso de preservativos) e das vulnerabilidades de exposição à infecção. São questões complexas, que envolvem a concepção do sujeito como ser histórico, políticas públicas e programas institucionais que tratam da epidemia e de sua prevenção bem como os profissionais envolvidos.

O maior investimento relacionado à assistência às pessoas vivendo com HIV e aids está relacionado à distribuição gratuita de medicação na rede de saúde desde 1991. O Brasil foi o primeiro país do terceiro mundo a adotar a política de distribuição gratuita e universal de medicação antirretroviral (ARV). Mesmo sendo uma síndrome incurável, a pessoa pode manter uma qualidade de vida, permanecendo ativa e produtiva socialmente. Dessa forma, muitos trabalhos na literatura denominam o HIV como uma doença crônica, apontando como critério de adesão adequada e satisfatória taxas iguais ou superiores à 80% na tomada de medicação (Jordan et al., 2000), porém, em relação ao HIV, existe complexidade maior.

No tratamento de HIV/Aids, os esquemas de medicação são limitados, e existe a possibilidade de resistência do vírus em relação aos ARV, quando não tomados integralmente e adequadamente. A adesão total mostra-se fundamental para manter a qualidade de vida e afastar a possibilidade de queima de esquemas medicamentosos (Freitas, 2005; Christhovam, 2005). Essa complexidade no tratamento coloca questões em relação às políticas de assistência vigentes evidenciando que apenas a distribuição gratuita não é suficiente, sendo necessário criar estratégias para tentar garantir adesão de 100% ao tratamento que os leve a se constituir protagonistas de seu processo de saúde.

A literatura salienta que a problemática da adesão à medicação está presente em todos os tipos de sociedade, tanto em países desenvolvidos quanto nos em desenvolvimento. É um assunto complexo, pois entre outros aspectos, envolve valores, políticas públicas, situação econômica, relações de gênero, orientação sexual, religiosidade, estilo de vida e a subjetividade do indivíduo. Está inserida num contexto definido por Paiva (2000) como *scripts* sexuais[11] que envolvem três níveis, os quais precisam ser levados em conta em qualquer proposta de assistência que vise ao incremento da adesão.

É nesse contexto de diversidade e complexidade que as questões e a definição da problemática relativas à vulnerabilidade e à adesão têm que ser pensadas. A vulnerabilidade tem sido apontada, nos últimos anos, como categoria de análise importante para avaliação da exposição de indivíduos e de grupos em relação à aids, tendo superado a visão de que a adesão ao tratamento se processava apenas pela via da tomada da medicação.

Em linhas gerais, essa categoria abarca tanto uma produção quanto a difusão de conhecimento, debates e ações "[...] sobre os diferentes graus e naturezas de suscetibilidade de indivíduos e coletividades em relação à infecção, adoecimento e morte pelo HIV [...]", considerando as características abrangidas pelos aspectos sociais, programáticos e individuais relacionados à disponibilidade de recursos existentes para seu enfrentamento (Ayres, 1997, p. 3).

Para Ayres (1997, p. 3-4), vulnerabilidade permite detectar situações de agravo em relação à infecção pelo HIV, podendo ser agrupadas em três ordens de fatores:

---

11. Vide apresentação.

1) fatores que dependem diretamente das ações individuais, configurando o comportamento do indivíduo, a partir de um determinado grau de consciência que ele manifesta, ou seja, comportamentos que podem expor a pessoa à infecção e adoecimento [...] As ações individuais se transformarão a partir da conscientização do indivíduo sobre as consequências que comportamentos de riscos acarretam em termos de danos que decorrem de sua conduta.

2) fatores que dizem respeito às ações comandadas pelo poder público, iniciativa privada e agências da sociedade civil, no sentido de diminuir as chances de ocorrência do agravo, [...] e aspectos sociopolíticos como a discriminação de gênero que coloca as mulheres em posição de desigualdade em relação a vários aspectos [...]. Essas ações estão relacionadas com o efetivo compromisso que o poder público tem para enfrentar o problema, e as propostas devem ser inter--setoriais [...].

3) um conjunto de fatores sociais, que dizem respeito a estrutura disponível de acesso a informações, financiamentos [...] qualidades e respostas das instituições envolvidas, serviços, bens culturais, liberdade de expressão, acompanhamento dos indicadores epidemiológicos.

Essas questões preconizadas por Ayres (1997) atravessam o tratamento e precisam ser compreendidas e enfrentadas, para auxiliar no estabelecimento de estratégias de adesão ao tratamento e convivência com o vírus, para pessoas já infectadas.

Tendo em vista a necessidade de criar intervenções que visem garantir uma adesão de 100% do usuário, alguns dos aspectos já levantados por Ayres (1997) e Paiva (2000) evidenciaram-se nas conclusões da pesquisa Relações de Gênero e Sexualidade: a transversalidade com a adesão ao tratamento em HIV/Aids, expressos através de diversos fatores presentes tanto na forma de vivenciar a doença quanto de aderir ao tratamento, incluindo os seguintes aspectos:

- características de gênero e desigualdades em função dos sexos;
- complexidade dos esquemas medicamentosos;
- questões estigmatizantes em relação à pessoa que vive com HIV;
- problemática do alcance das estratégias públicas de enfrentamento da infecção.

Características de gênero e desigualdades em função dos sexos

A categoria de gênero foi construída pela necessidade de analisar as relações entre o feminino e o masculino como uma construção social e histórica, não como uma característica biológica.

Esper (2008) salienta que a categoria de gênero está atada a uma construção sociocultural do feminino e do masculino a partir do que Helmann (2003) chama de cultura de gênero, a qual envolve expectativas construídas socialmente sobre o que é ser homem e mulher para determinada cultura, ou seja, características comuns, relações de poder, crenças, valores instituídos e socialmente expressos por códigos de comportamento veiculados, que expressam expectativas de conduta esperada. Para Foucault (1986), a construção social do feminino preconiza uma passividade que vai compondo e sendo expressa pelo que é chamado de natureza feminina, praticamente equiparada a um instinto, endereçada aos cuidados dos filhos e da casa. O imaginário social sobre o feminino preconiza a mulher como reprodutora atada ao universo familiar, cabendo-lhe a execução e supervisão de tarefas denominadas de trabalho doméstico, cabendo aos homens o domínio do espaço público no papel de provedor e chefe da família. "Essas crenças e valores a respeito dos gêneros vão se expressar nas relações de trabalho, no funcionamento das instituições sociais, na regulação da vida cotidiana, nas relações de poder, tanto individuais quanto coletivas entre homens e mulheres" (Esper, 2008, p. 39).

Temos também de considerar que a socialização para o sexo acontece pela construção de homens e mulheres, construção esta que não é apenas expressão do destino ou da natureza imutáveis, pois a apropriação individual desse cenário e dos *scripts* se dá de forma múltipla, podendo ser reinventada, interpretada e reinterpretada de diferentes formas (Paiva, 2000).

De acordo com Kahhale (2001 e 2003a), a sexualidade é um processo simbólico e histórico, que se expressa na constituição da identidade do sujeito, de como ele vive as questões da intimidade (público x privado), da significação das normas, da moral e da ética grupal (no qual se insere). A expressão sexual é multideterminada, dinâmica e histórica, tanto individual como coletivamente.

Dessa forma, viver com o vírus HIV e aids recoloca a questão da sexualidade numa dimensão contraditória entre intimidade e publicização, ou seja, o desenvolvimento e prática da sexualidade exigem uma relação de intimidade. Assim, o próprio diagnóstico do HIV muitas vezes torna pública a prática sexual da pessoa. O direito de preservar a própria intimidade, como direito de cada um, acaba sendo comprometido, em função da própria gênese da infecção, que a expõe. Ao mesmo tempo, deixa implícita toda construção das relações de gênero e de orientação sexual vivida pelo soropositivo. O diagnóstico positivo para HIV explicita, pondo a nu as facilidades e dificuldades da prática de sexo seguro, da negociação de práticas consensuais prazerosas, da inserção da opção sexual nas redes de relações afetivas e sociais presentes em nossa sociedade (Kahhale et al., 2008).

As estratégias preconizadas pelo PNDST/HIV/AIDS, especificamente no *Plano integrado de enfrentamento da feminilização na epidemia de AIDS e outras DST* (Brasil, 2007), que assume o princípio da equidade do SUS, nem sempre se efetivam em todos os segmentos do serviço público de saúde. Às vezes, pressupõem um mundo idealizado, onde todos são iguais e livres para tomar decisões sobre a própria vida, ignorando a pauperização e a feminização da infecção pelo HIV que a literatura vem assinalando. Esses dados remetem às questões de quanto as desigualdades sociais e as relações de gênero estão permeando e, por vezes, determinando atos cotidianos da população, já apontados anteriormente como fatores de vulnerabilidade.

Percebemos que as informações e os conhecimentos programados com base nessa visão idealizada não são suficientes para evitar a proliferação da epidemia nem para garantir um processo de adesão ao tratamento para assegurar sua eficácia. É necessário atentar para o fato de que as relações de gênero e práticas sexuais colocam-se como questões importantes tanto em relação à vulnerabilidade quanto à adesão ao tratamento.

Nesse sentido, a assistência/pesquisa alcançou alguns resultados reveladores de como as relações de gênero compõem a vulnerabilidade para infecção pelo HIV e de como podem atravessar o processo de adesão ao tratamento.

Em relação ao processo de feminização da aids, a análise da amostra aponta para um maior percentual de pessoas infectadas, com relações estáveis há mais de dez anos (40% em São Paulo e 43% em Recife), reforçando a ideia de que a epidemia avança no sentido de mulheres heterossexuais com relações estáveis provavelmente infectadas por seus parceiros. É um dado que demonstra que essas mulheres provavelmente se sentiam protegidas por uma união duradoura e estável, não exigindo de seus parceiros o uso de preservativos nas relações sexuais.

O alto percentual encontrado (cerca de 50%) entre os participantes em geral, de não utilização de preservativos, reforça essa ideia de falsa proteção em casais já há algum tempo juntos e aponta para a vulnerabilidade de reinfecções e para a não adesão ao tratamento, já que o conceito de adesão envolve o uso de preservativo.

No entanto, em relação a essa prática, um dado chama a atenção: 67% das mulheres paulistas entrevistadas exigem que os companheiros usem preservativos contra 47% das pernambucanas. Isso pode estar expressando que a maior dificuldade de acesso à educação, as vivências em uma sociedade que valoriza os papéis tradicionais femininos, a expectativa de submissão ao parceiro, presentes maciçamente na cultura nordestina, agravam e dificultam a comunicação e o poder de negociação de sexo seguro.

Outro dado preocupante relacionado às expectativas de papéis de gênero é que as práticas sexuais de risco, ou seja, múltiplos parceiros(as) e o não uso de preservativo, são relatadas por 48% dos homens paulistas entrevistados. É um número que expressa a questão relacionada ao gênero masculino como aquele que atesta sua masculinidade pela necessidade de variedade na parceria sexual, legitimada pela aceitação social da infidelidade masculina.

Os fatos de 82% de participantes da amostra relatarem não ter sido infectados por transfusão de sangue e de um pequeno percentual (6%) declarar-se usuário de drogas dá a dimensão do potencial de a infecção ocorrer via relações sexuais, tornando-se um ponto fundamental quando se pensa em vulnerabilidade e adesão.

Quanto às diferenças de gênero em relação ao grau de escolaridade, trabalho e condições de vida, os homens da pesquisa, em geral, apresentaram grau de escolaridade maior que o das mulheres, indicando que as oportunidades sociais são oferecidas diferentemente aos gêneros e de forma discriminatória para as mulheres, que inclusive chegavam a apresentar índices de analfabetismo (4% da amostra feminina). Precisamos lembrar, no entanto, que esse aspecto deve ser minimizado por ser provavelmente decorrente das especificidades dos serviços onde foi prestada a assistência, pois na população brasileira em geral as mulheres têm mais escolaridade que os homens (IBGE, 2007). Temos que considerar a importância do fator escolaridade para a compreensão das formas de infecção e prevenção bem como da essencialidade da adesão ao tratamento.

O fato de ter acesso ao meio letrado influencia positivamente na possibilidade de dominar e compreender a administração do esquema medicamentoso dos ARV. A compreensão dos esquemas medicamentosos, por si só, não é garantia da utilização de suas prescrições, mas é um fator facilitador, principalmente se considerarmos que uma parcela das pessoas infectadas se esquiva de conversas sobre o adoecimento com receio de estigmatização, privando-se de informações adicionais que poderiam ser facilitadoras. Portanto, o isolamento social que a falta de instrução traz pode constituir fator de aumento da vulnerabilidade, pois priva a pessoa de acesso amplo a informações adicionais, fazendo com que a comunicação fique truncada, e a adesão seja comprometida.

Comparando-se o grau de escolaridade entre as populações femininas (São Paulo e Recife) encontramos as paulistas que cursaram o 2º grau (44%) com quase o dobro do percentual das de Recife (29%), o que pode indicar dupla discriminação vivida pela mulher nordestina: pelo gênero e pela falta de oportunidade relacionada à sua região de moradia, já que a região Nordeste exibe desigualdade em relação tanto ao poder aquisitivo quanto ao acesso à escola menor que a região Sudeste do Brasil.[12]

---

12. O Sudeste é a primeira região do país onde a população alcançou a média de 8 anos de estudo, o mínimo obrigatório desde a aprovação da Constituição, há vinte anos. Os microdados da PNAD (2007), analisados pelo Ipea, mostram que a escolaridade no País cresceu em todas as regiões entre 2006 e 2007, atingindo uma média de 7,3 anos de estudo. No entanto, o Nordeste ainda fica bem atrás das demais, com uma média de apenas seis anos.

Além do aumento de mulheres diagnosticadas, já mencionado anteriormente, de acordo com Santos e outros (2002, p. 13) "[...] o diagnóstico e o acesso ao tratamento ocorrem em estágios mais avançados da doença, quando se compara a população masculina e feminina que chega aos serviços". Esse dado se reproduz na amostra feminina de São Paulo que tem metade das mulheres com tempo entre diagnóstico e tratamento de três a dez anos.

Outro dado que chama a atenção talvez relacionado com diagnósticos tardios é que as mulheres pesquisadas adoecem mais do que os homens (São Paulo: 80%; Recife: 68%). Esse aspecto também pode estar espelhando fatores de não adesão ao tratamento e de reinfecção pelo não uso de preservativos. Vale salientar também a hipótese de que essas mulheres aderiram às expectativas sociais para o papel feminino de cuidadora, primando pelo cuidado da família em detrimento da própria saúde. São dados que contam a história de como adoeceram e que se relacionam a diagnósticos mais tardios que as colocam em situação de vulnerabilidade.

Complexidade dos esquemas medicamentosos

Embora os esquemas medicamentosos sejam complexos, vale salientar que quase 100% dos usuários relatam ter sido informados pelo médico ou pela enfermagem, sobre como tomar os ARV. No entanto, percebemos que, quando as mulheres são convidadas a falar sobre como administram a tomada dos ARV, o esquema que apresentam é confuso (Recife: 20%; São Paulo: 7%) denotando que as prescrições não foram bem entendidas, talvez por compor a parte da amostra que apresenta maior dificuldade de compreensão, ligada à baixa escolaridade.

As principais razões para tomar a medicação foram manter a saúde (46%), indicando que há uma visão do HIV como doença crônica, seguida de por que é uma prescrição médica, denotando que houve compreensão da explicação dos ARV bem como obediência em relação à autoridade do saber médico.

Tomar a medicação porque está com a carga viral aumentada (4%), ou com CD4 rebaixado, ou por ambos os motivos (de 4 a 15%), embora tenha pouco percentual, seriam indicadores da compreensão dos usuários de seu estado de saúde e de possíveis vulnerabilidades.

A literatura aponta que a complexidade relacionada aos ARV pode interferir no tratamento, havendo vários fatores já citados na literatura (Lignani Jr. et al., 2001; Melchior, 2000; Monteiro, 2001; Nemes, 2000), que podem dificultar a adesão e que aparecem na fala dos participantes da pesquisa:

A medicação deverá ser tomada durante o resto da vida:

Esses medicamentos me ajudam a controlar o vírus, mas me prejudicam porque são muito fortes. Tem um momento que enjoo e fico sem tomar, o organismo não suporta todo dia a mesma coisa. Todo mundo tem um dia que fica enjoado.

Os efeitos colaterais que alteram a imagem corporal da pessoa infectada, como os problemas de lipodistrofia,[13] as manchas e gânglios do Sarcoma de Kaposi: "Se a médica mudar, paro de tomar e prefiro morrer. Esses remédios já afinaram os meus braços e pernas".

As inúmeras orientações específicas referentes à maneira de ingerir cada uma das medicações demandam diferentes tipos de cuidados por parte dos usuários, como evitar que a ingestão de gordura interaja com o medicamento, provocando efeitos colaterais indesejado, como diarreias: "[...] não é fácil, toda hora troca de remédio e nada melhora. Não sei o que acontece e às vezes sinto vontade de largar tudo".

Dificuldades de formação de vínculos: vinculação se expressa de modo complexo e contraditório nas relações do usuário com o autocuidado, com os profissionais da saúde e com a instituição. Nesse sentido percebemos que as questões vinculares atravessam desde o modo de compreensão dos esquemas de medicamentos, até o comparecimento às consultas agendadas e aos exames necessários para apurar o desenvolvimento da infecção.

---

13. Lipodistrofia: migração e concentração da gordura corporal para áreas específicas, como face, região cervical e abdominal.

Postura em relação ao uso dos ARV

Uma análise da postura das pessoas assistidas sobre a forma como se organizam para tomar a medicação de forma eficiente revela algumas tendências que resultaram basicamente em 3 agrupamentos:

Autônomo (80%): adaptado à situação, o uso da medicação está incorporado aos hábitos. A grande maioria das respostas sinaliza para uma autonomia na tomada da medicação e refere esquemas utilizados tanto para não esquecer quanto para proteger o sigilo sobre o adoecimento/infecção. O depoimento abaixo é significativo a esse respeito: "Acho difícil, pois você sempre tem dar um jeito para tomar a medicação. Se está com pessoas em uma mesa, tem que sair para tomar o remédio; se está em outro lugar tem que voltar para a casa para tomar a medicação".

Tomar a medicação de forma autônoma também faz parte da estratégia de ter controle sobre a manutenção do segredo de estar infectado pelo HIV. Esse dado tem seu lado positivo de administrarem a própria vida, mas os depoimentos sobre a solidão de viver com o HIV demonstram o quanto afeta negativamente a possibilidade de novos relacionamentos, muitas vezes deixando escapar oportunidades de se interarem melhor sobre notícias e tratamentos atualizados com o medo de se expor aos preconceitos.

A seguir alguns depoimentos ilustrativos de participantes da pesquisa:

"É uma rotina. Todo dia é a mesma coisa. É como acordar e dormir".

Desorganizado (15%): não aderência ao tratamento (esquecimento, aumento da vulnerabilidade, depende que outra pessoa auxilie na tomada de medicação).

Os depoimentos abaixo demonstram o que pensam essas pessoas:

"Não gosto de tomar. Às vezes deixo de tomar para não passar mal".

"Acho um absurdo tomar um remédio que me deixa de cama, por isso, não tomo".

Sem aderência ao tratamento (5%): depoimentos que confirmam o quanto é difícil conviver com o estigma da aids e todas as suas consequências, incluindo a depressão relatada pelos usuários desse grupo. Essa atitude os coloca com a vulnerabilidade aumentada tanto para reinfecções, quanto para outros adoecimentos. As consequências estão vinculadas a alterações em sua imunidade por não cumprir com o esquema medicamentoso de forma adequada. O depoimento a seguir ilustra a não adesão aos ARV:

"Sinto algum mal estar no estômago. Sei que é necessário. Há três anos tive uma interrupção no relacionamento com o meu marido e isso me afetou profundamente. Fiquei relapsa com a medicação e adoeci (neurotoxicoplasmose) em decorrência. Há mais ou menos 6 meses estava com CD4 crítico, também em decorrência dos problemas afetivos, que me deixava relapsa em relação ao autocuidado (medicação).

Resta salientar que para a maioria da amostra (77%), a utilização dos ARV não afeta a rotina de vida diária. Mas as mulheres de Recife (79%) dizem ter sua vida bastante alterada em consequência dos efeitos colaterais da medicação; fazem associação entre ARV e cuidados com a saúde (67%) e também associam os medicamentos com intolerância a alguns alimentos (33%). É interessante notar que elas não levam essas queixas aos médicos. As mulheres paulistas dividem-se entre efeitos colaterais (58%) e alteração no desempenho de atividades cotidianas (42%); não associam medicação com alimentação (81%), no entanto tomam cuidados com algumas comidas selecionando-as com o objetivo de proteção à saúde (57%) ou para evitar intolerância (43%).

Questões estigmatizantes em relação à pessoa que vive com HIV/Aids

A aids pode ser considerada um adoecimento que estigmatiza o indivíduo infectado, pois logo que surgiu ficou conhecida como a "peste *gay*" demonstrando qual a concepção e o juízo de valor que a sociedade fazia sobre esse tipo de adoecimento.

O medo de ser estigmatizado aparece na fala das pessoas que manipulam sinais, como, por exemplo, retirada dos remédios das embalagens originais para poderem passar por outras medicações não associadas aos ARV, ir a consultas em equipamentos de saúde longe de suas residências, chegando mesmo a fazer tratamento em ambulatórios de outras cidades, para não correr o risco de encontrar pessoas conhecidas.

A autoestigmatização também aparece na fala dos soropositivos, um caso exemplar era de um homem que com medo de se expor, mesmo diante da equipe do ambulatório, vinha de uma cidade do interior fazer o tratamento, apresentava informações parciais sobre seu adoecimento, inclusive sobre modos de infecção, aumentando a sua vulnerabilidade de adoecer. Ele não abraçava a filha com medo de infectá-la, não procurava emprego "porque quem iria empregar um aidético!" Assim ele apenas ia *sobrevivendo*, sofrendo com o isolamento social que se auto impunha, mas que foi abstraído da realidade social.

Um dado da pesquisa que indica a discriminação expressa no mundo do trabalho em relação à aids é que 34% dos participantes mudou de emprego em função da soropositividade, sendo que desses, 65% abandonaram o emprego formal.

Como resultado da estigmatização as pessoas fazem uma trajetória silenciosa e solitária, muitas vezes escondendo informações a respeito de suas condições de saúde, para evitar a discriminação social, porém rumando para o isolamento social. O dado que pode expressar esse isolamento é abstinência sexual relatada por 23% da amostra.

Os indivíduos soropositivos, ao esconderem a infecção pelo HIV temendo o estigma que acompanha a aids, não poderão contar com o que se conhece como ganhos secundários do adoecimento. Nesse sentido, Verdade (2006) afirma que os ganhos secundários podem refletir necessidades pessoais ligadas aos benefícios indiretos como atenção de amigos e familiares. Essa atenção despendida por outras pessoas pode auxiliar a diminuir a tensão existencial que muitas vezes está presente diante de adoecimentos graves e crônicos. Essas atitudes também refletem uma autoestigmatização revelando o quanto o preconceito e estereótipos sobre esse tipo de adoecimento estão enraizados no imaginário social, transparecendo no processo de adesão ao tratamento indicando também uma maior vulnerabilidade.

Problemática do alcance das estratégias públicas de enfrentamento da infecção

Em geral, os programas de prevenção e de assistência utilizam-se de trabalhos em grupo, visto que é uma forma de socialização e de construção, ao mesmo tempo, coletiva e individual de alternativas criativas para enfrentar os desafios do protagonismo social.

De acordo com Paiva (2000), quando se trabalha em grupo e se ousa falar de sexo ou pensar em sexo, é extremamente importante percebermos e admitirmos que cada um possa ser juiz de sua própria conduta, proporcionando uma educação sem moralização. Através do trabalho em grupo, o processo de conscientização é impulsionado pelo sentimento que se encontra na colaboração e apoio do mesmo, pois é lá que terá referências e modelos vivos de experiências, com os quais poderá se identificar, ou seja, não ser levado a engolir informações e regras pré-empacotadas para conduta socialmente bem vista. Esta autora sugere ser de extrema importância trazer também o contexto sociopolítico para a cena sexual, uma vez que o mesmo cria a vulnerabilidade social.

Nesse sentido, e considerando os resultados apontados pela pesquisa, percebemos que as estratégias para o trabalho em grupo devem prever espaços inclusivos para as mulheres para que as mesmas tenham a possibilidade de reflexão em cima das crenças e práticas sexuais, que as colocam em situação de vulnerabilidade, pois interseccionam com vários aspectos que esbarram nas relações de gênero.

Entre esses aspectos destacamos as desigualdades entre homens e mulheres para as oportunidades de escolarização, acesso a trabalhos mais qualificados e também o papel de cuidadora que tem como consequência relegar o autocuidado para se ocupar primeiramente da família e que leva muitas mulheres a ter um diagnóstico tardio, muitas vezes já apresentando sintomatologias da aids. Outro fator relevante é o perfil de passividade e submissão que também compõem o imaginário social sobre as expectativas sobre o feminino, e que estão por traz da não utilização do preservativo como forma de proteção sob o argumento de que estão seguras em relações estáveis de confiança e heterossexuais. São mulheres que se sujeitam à autoridade do companheiro e não fazem a relação com a expansão da aids para a camada feminina heterossexual e de relações estáveis sentindo-se seguras sob o argumento das relações estáveis e de vínculos de confiança.

Outro dado importante é que temos observado a dificuldade dos soropositivos aderirem espontaneamente a grupos de discussão em serviços públicos de saúde (Bezerra, 2003; Freitas, 2005; Christovam, 2005; Espósito e Kahhale, 2006). Neste aspecto diferem da população que em geral frequentam outros equipamentos públicos de saúde. Essa dificuldade talvez reflita as questões da publicização da intimidade, dos preconceitos e estigmas sociais em relação ao HIV/Aids.

Assim, ao pensarmos em estratégias de adesão ao tratamento e convivência com o vírus para pessoas já infectadas, precisamos considerar que as situações de grupo podem incluir pela exclusão e reafirmar ainda mais os preconceitos sociais, podendo também não respeitar o direito à privacidade e à liberdade que todo cidadão têm. Este é um grande desafio a ser enfrentado na assistência e na promoção da adesão ao tratamento. Temos também que enfatizar uma questão fundamental relativa à dinâmica mais global da pessoa, que vai ser o determinante tanto em relação ao grau de vulnerabilidade à infecção, como também em relação às atitudes pessoais, tendo em vista uma adesão efetiva ao tratamento.

Dessa forma fica evidenciado que a adesão é um processo de construção conjunta entre: o usuário, a equipe de saúde, a instituição de saúde, os cuidadores ou familiares, que também possam estar envolvidos; implicando em opções de alta complexidade que a pessoa infectada faz, resultando em alianças com a vida ou com a morte.

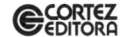

7

CONSTRUÇÃO DE NOVAS PRÁTICAS E A FORMAÇÃO PARA ATUAR INTEGRANDO ASSISTÊNCIA E PESQUISA:
o espaço reflexivo individual e grupal
junto a pessoas vivendo com HIV/Aids[14]

Diretrizes e parâmetros para atuação e formação

Apresentaremos aqui além dos já mencionados no capítulo 1, as diretrizes e parâmetros específicos relacionados à promoção de saúde e prevenção de doenças.

Promover saúde e cidadania é um processo que capacita a população a ter controle e desenvolver sua própria qualidade de vida, portanto está diretamente relacionada com a construção da subjetividade individual e social expressas no desenvolvimento da consciência individual e do grupo. Neste sentido, envolve trabalhar com toda a população e não só com a população

---

14. Parte do material apresentado aqui teve uma versão simplificada no texto do CREPOP – *Referências técnicas para a prática do(a) psicólogo(a) nos programas de DST e aids*. Brasília, CFP, 2008, p. 30-40. Disponível em: <http://pol.org.br>.

com comportamentos de risco ou vulnerável (Ayres, 1997; Brasil, 1999a e 2000).[15] Demanda capacitar a população a assumir controle e responsabilidade por meio de ações espontâneas e planejadas, o que requer que a informação esteja disponível a todos. A informação é o primeiro passo para se assumir controle e responsabilidade sobre as ações de cidadania, que deverá ser seguida de reflexão e organização individual e dos diferentes grupos que compõem o território para as ações se efetivarem. É a possibilidade de exercer controle social sobre as políticas públicas e sociais, que dependem de vontade política, portanto de participação pública e concreta de todos os atores envolvidos (Franco e Merthy, 2000; Iyda, 1992; Berlinguer, 1993).

O trabalho do profissional deve promover a capacidade de intervenção transformadora do homem sobre o mundo cotidiano. Deverá permitir, nas situações em que ocorre uma fragilização do indivíduo, o rompimento deste processo, a apropriação e produção de novos sentidos pessoais e a sua inserção num processo coletivo de engajamento na luta por melhores condições de vida. Toda intervenção não pode deixar de considerar a historicidade dos processos envolvidos, portanto vincula o homem à sociedade e ao contexto sócio-histórico em que está inserido, considera que tudo pode ser diferente, que o desenvolvimento humano é um processo dialético e histórico.

Quem promove saúde? Em princípio, todas as pessoas, pois todas têm o direito inalienável à saúde, no entanto, ele não é dado, mas conquistado. Assim, a saúde de uma comunidade é um produto elaborado por ela mesma que expressa os diversos momentos que estão embutidos neste processo de conquista (San Martin, 1986; Berlinguer, 1988 e 1993; Nunes, 1994; Campos, 1996, Bravo, 2002). Neste contexto, o profissional de saúde, especialmente o psicólogo, pode contribuir com condições específicas no movimento de conquista de saúde pela comunidade, através da ação psicoeducativa, que envolve informação, troca, compreensão, revisão e proposta de solução aos problemas vividos por ela (Moura, 1989; Correia, 2000; Takashima, 2000); por exemplo, participar nos Conselhos gestores da área de DST/HIV/Aids ou estimular os usuários a se organizarem para participarem.

---

15. No entanto, quando se tem uma população em situações de grande exclusão social, tendo sua vulnerabilidade aumentada, as políticas públicas devem priorizar o atendimento a estas populações neste processo de promoção de saúde e de qualidade de vida.

Para tornar possível a inserção do profissional de saúde, particularmente o psicólogo, no sistema de saúde é necessário que ele tenha domínio de epidemiologia e do sistema de saúde brasileiro (SUS), e, além disso, no caso específico de HIV/Aids, do PNDST/HIV/AIDS, pois estas informações fornecerão elementos para decidir áreas prioritárias e demandas da população.

A epidemiologia fornece ao psicólogo e aos profissionais de saúde em geral, parâmetros para interpretação de dados e para divulgação, promoção de saúde e prevenção de doenças. Ela dará parâmetros para uma análise de totalidade das propostas de atuação e de enfrentamento das prioridades em saúde. Ou seja, permite inserir a ação específica bem como as prioridades no contexto geral da sociedade e do grupo nos quais estão inseridas. Ela evitará que as ações de saúde reproduzam as ideologias dominantes ou se percam na defesa de interesses particulares e/ou espúrios. Neste sentido, a formação para trabalhar na área de HIV/Aids deve contemplar uma análise do desenvolvimento da epidemia no Brasil e no mundo, e dos programas nacionais, estaduais e municipais de enfrentamento, de controle e de assistência desenvolvidos ao longo dos últimos 20 anos.

A presença do psicólogo em equipamentos de saúde públicos, especialmente, no hospital levou à criação da área de Psicologia hospitalar (Souza, 1992), que envolve atuações tanto em enfermarias como em ambulatórios. A função do psicólogo neste local é ser facilitador do tratamento, possuindo pouca autonomia profissional. Seu trabalho apresenta vários contornos devido à especificidade do atendimento prestado pela instituição na qual está inserido. Depara-se com problemas de saúde particulares que condicionam seu trabalho.

O trabalho em ambulatórios lotados exige uma compreensão do modo de viver a saúde e seus agravos bem como as limitações e armadilhas institucionais. Enfim, a prática clínica associa-se a intervenções psicossociais e organizacionais, que dada a novidade da área e o próprio processo de construção de uma prática profissional exigem uma atitude de pesquisador. **Enfim, aliar assistência e pesquisa na prática profissional**.

A atenção primária requer um engajamento diferente do psicólogo, que é formado para lidar com *distúrbios psicológicos ou transtornos mentais*, com uma clientela diferente dos usuários das unidades básicas de saúde e dos serviços de atendimento especializado públicos. A atenção primária envolvendo promoção de saúde e prevenção de doenças exige uma nova visão de homem, como ser histórico, social e ativo em contraposição às visões naturalizantes da Psicologia, ou seja, o homem livre, natural e racional (Bock, 1999; Bock, 2001). A prática profissional do psicólogo deveria envolver um projeto de intervenção, onde se explicita a intencionalidade e a transformação almejada. Seu trabalho envolve um processo de recriar sentidos e refazer projetos de vida, o que permitirá apropriação da subjetividade individual e social, possibilitando o controle social da saúde e a participação ativa de cada pessoa no seu processo de saúde e doença.

Para mudar o foco de atuação é necessário mudar o modelo de intervenção do método clínico clássico para práticas transformadoras, que trabalhem a contradição vivida pelo sujeito individual como único, singular e, ao mesmo tempo, social e coletivo. Além disso, devemos trabalhar com o conceito de vulnerabilidade (Ayres, 1997) por inserir o caráter histórico e dinâmico nos estudos epidemiológicos e nas políticas de saúde. Não temos grupos de risco, mas comportamentos de risco, que podem ser praticados por qualquer pessoa e não só por alguns. São as condições concretas de existência dos indivíduos as condicionantes dos comportamentos de risco ou de preservação e melhoria da saúde das pessoas (RIPSA, 2002).

De acordo com Machado et al. (2007) dentro da integralidade da saúde a formação e desenvolvimento dos trabalhadores têm como desafio não dicotomizar a atenção individual da coletiva, a qualidade de vida (biologia) com o andar da vida (produção subjetiva); não perder o conceito de atenção integral à saúde e realizar trabalhos educativos junto à população.

Para isso é necessário efetivar o trabalho em equipe, desde o processo de formação profissional, sendo necessário estabelecer estratégias de aprendizagem que favoreçam o diálogo, a troca, a transdisciplinaridade entre os distintos saberes formais e não formais que contribuam para as ações de promoção da saúde tanto no âmbito individual como no âmbito coletivo. Por isso a discussão da integralidade perpassa pela formação profissional e educação permanente (Machado et al., 2007).

Na tarefa de construir uma psicologia da saúde coletiva, com a qual os psicólogos se defrontam, alguns desafios exigem a criação de novas práticas, que considere: como a articulação entre corpo e subjetividade se expressa nas doenças; como o usuário do sistema de saúde se constitui como sujeito histórico, apropriando-se das suas determinações; como processos corporais são criados e significados pelo sujeito ao mesmo tempo em que expressam o processo coletivo, social e cultural; a discussão sobre relações de gênero e as consequências das diferenças e discriminações vividas por homens e mulheres, para que se possa privilegiar espaços que contemplem os desvelamentos necessários à compreensão da complexidade que a dialética saúde x doença envolve; a instituição de saúde como uma instituição social que responde a demandas e interesses de grupos da sociedade (Correia, 2000; Brasil, 2000; Bravo, 2002); usuários como parceiros em um processo de construção da realidade e das subjetividades.

Essa pauta deveria compor os programas institucionais (em todos os níveis: municipal, estadual, federal), abrangendo a discussão tanto ao nível dos profissionais que atuam nas áreas de educação e saúde, como também incluindo os usuários dos dois sistemas. Como exemplo, citamos alguns espaços: programas de saúde mental, programa de saúde da mulher, programa de atenção aos adolescentes, programas de atenção à soropositivos entre outros.

Na intervenção psicológica vamos construir técnicas e formas de trabalho que permitam ao sujeito: refletir sobre o que se está trabalhando como foco da intervenção (trabalho, sexualidade, relações afetivas...), o que ele já construiu até esse momento da vida; introduzir novas informações que possam contribuir para reestruturar o que estava configurado, transformando o seu jeito de estar e intervir no mundo cotidiano, ampliando suas possibilidades de inserção.

As estratégias de prevenção para o HIV e a aids devem levar em consideração que é necessário criar espaços nos quais se possibilitem a discussão e reflexão, que facilitem a clarificação de crenças e concepções que ainda fazem parte do imaginário social desse segmento social sobre a aids. Também são necessárias discussões sobre os envolvimentos afetivos que são percebidos como relacionamentos imunes, dispensando a negociação de práticas preventivas.

É necessário auxiliar as pessoas que vivem com HIV/Aids a redimensionarem sua vida para que o *rotineiro* da medicação signifique tomá-la todos os dias, sem exceção, nos horários prescritos. A utilização do preservativo em todas as relações sexuais envolve um trabalho de assistência sobre os *scripts* sexuais (Paiva, 2000), com os estereotipos de gênero, com as dificuldades de negociar sexo seguro e de criar relações afetivas sexuais igualitárias. Ações no mundo e sentidos psicológicos devem estar dialeticamente relacionados para cada um de nós, gerando sentimentos de satisfação e movimentos pessoais.

Gostaríamos de inserir a questão da **equidade** na assistência psicológica às pessoas vivendo com o HIV e aids, para criar intervenções assistenciais que respeitem as diferenças. Desta forma, apontaremos alguns pontos que merecem a atenção do psicólogo na proposição de práticas assistenciais de forma a respeitar sua demandas específicas: que o profissional de saúde amplie seu olhar para o sujeito, ou seja, para quem a pessoa é e não só para as questões do tratamento de HIV/Aids.

Em relação às **mulheres**, refletir conjuntamente sobre suas vulnerabilidades, que elas possam se apropriar destas e de seus direitos para encontrarem maneiras mais assertivas para seu viver e que não as coloquem tanto em risco. Criar espaços de discussão em comunidades de **mulheres** sobre: autoestima, relações com parceiro, sexualidade, trabalho e relações sociais igualitárias.

Quanto aos **homens que fazem sexo com mulheres e homens** ajudá-los a se apropriarem de seu processo e não se deixarem levar por estereotipos de práticas sexuais ditas masculinas e femininas que os coloca em situação de vulnerabilidade assim como suas parcerias sexuais, contribuindo para a resistência aos ARV. Quanto aos **homens que fazem sexo com homens**: discutir como a estigmatização que sofrem socialmente, vistos como marginais, pode permear suas atitudes, muitas vezes levando a uma vida marginal, que os coloca em situação de risco e vulnerabilidade; que eles possam apropriar-se deste processo de maneira mais autônoma e integrada.

Discutir sobre os estereotipos que associam o masculino com atividade e feminino com passividade e que muitas vezes não condizem com uma prática sexual entre quatro paredes. Apreender as práticas sexuais de cada um, discutindo vulnerabilidades e novas possibilidades frente às suas parcerias sexuais.

Para os **jovens** criar espaços individuais e grupais onde eles possam discutir suas relações afetivas, familiares e sociais, suas práticas sexuais e, neste sentido, que se desconstruam valores e crenças atribuídos individual e socialmente a eles. Que **os jovens** se informem e que possam falar das vivências em relação às transformações do corpo e inserção no mundo adulto. Discutindo novas possibilidades de estarem no mundo sem que necessariamente se mantenham repetindo antigas concepções.

Criar espaços para que a **família** participe e seja acompanhada conjuntamente com o usuário. O profissional deve ser um facilitador para que o usuário possa falar do diagnóstico e do seu processo de viver com HIV/Aids aos seus familiares. Criar espaços para que a **família** se perceba como um forte ponto de apoio e continência aos seus membros, inclusive o que está infectado pelo HIV, para que o tratamento se desenvolva favoravelmente.

Assistência e pesquisa de qualidade integrada

Defendemos que a assistência deve ser de tal ordem qualificada e avaliada que permita integrar a pesquisa como parte do processo e dos serviços de saúde. O trabalho de assistência do psicólogo deve ser direcionado a propiciar reflexão e construção de ações transformadoras comprometidas com a promoção de saúde: um processo constante de busca do equilíbrio entre o ser humano e seu ambiente sócio-histórico. O trabalho do psicólogo se insere na ressignificação e construção de sentidos e projetos de vida com o usuário.

Criar espaços reflexivos, individuais e grupais (sala de espera) que possibilitassem o desenvolvimento do protagonismo dos profissionais e usuários foi nosso objetivo e elemento norteador de toda prática e reflexão que ora relatamos. Buscamos uma alternativa para a inserção da Psicologia no espaço de construção de políticas públicas a partir da construção conjunta profissional e usuário do sistema público de saúde.

Sala de espera em ambulatório de HIV/Aids e hepatites

Aqui relataremos, a título de exemplo, o trabalho específico de atuação e formação para o trabalho em sala de espera com pessoas vivendo com o HIV e aids. Essa capacitação para o trabalho tem sido feita por meio de três focos: capacitação teórico-prática (informações — de saúde geral e específicos da área de DST/HIV/Aids e hepatites — e coordenação de grupo aberto); acompanhamento programático e acompanhamento das duplas (suporte pessoal e autoconhecimento do profissional).

É importante ter claro que, como afirmam Cavalcante e Mortara (2004, p. 96):

> Procuramos no desenvolver de nossa prática estar à disposição de uma população sem voz, mas também de profissionais em formação [...], oportunizando a construção de um saber, ainda em sistematização, mas já vivido, que permita reconhecer um novo enfoque sem desprezar o árduo caminho já percorrido, da tradição à inovação. Como profissionais sociais [da saúde] reconhecemos e trabalhamos com as diferenças, ampliando o discurso-ação-reflexão e nos propondo a uma nova prática.

Temos desenvolvido a capacitação com algumas condições: trabalho em duplas de estagiários da graduação em Psicologia no campo (ambulatório de Doenças Infectocontagiosas e Parasitárias), supervisões semanais de 2h30' em grupos de oito estagiários em horário diferente do trabalho de campo durante um semestre (17 semanas). Estas condições têm permitido um espaço de construção entre supervisor e supervisionando.

Capacitação teórico-prática

Temos trabalhado com informações sobre **saúde em geral** — Sistema Único de Saúde (SUS), promoção, prevenção e assistência em saúde pública e coletiva, cuidados básicos de saúde — e com informações **específicas da área** de DST/HIV/Aids — programas nacional, estadual e municipal da área, formas de infecção e prevenção de DSTs, protocolos de assistência da área de HIV/aids e hepatites. Cabe lembrar que as informações são aquelas que os cidadãos em geral deveriam dominar para exercer sua cidadania e trabalhadas em duas dimensões compreensão e como colocá-las em linguagem acessível à maioria da população. Assim, no nosso caso específico, trabalhamos organizando as informações em programas de governo, infecção por HIV e hepatites, ciclo de desenvolvimento das infecções (janela imunológica e diferentes fases do adoecimento), protocolo de assistência, autocuidado (saúde em geral e específicos em relação ao HIV e hepatite: alimentação, atividade física, lazer, sono...), relacionamentos afetivos e sociais (questões das relações de gênero, construção de intimidade entre casais, orientação sexual, relações familiares e preconceitos), adesão ao tratamento (medicação e seus efeitos colaterais, organização diária para cuidar-se, relação médico x usuário, direitos sociais da pessoa vivendo com HIV/Aids e hepatites).

Outro aspecto na formação e capacitação para o trabalho de sala de espera envolve o domínio de **habilidades em coordenação de grupos abertos**. Para isso, desenvolvemos um trabalho conjunto com outros professores,[16] que fornece os subsídios teóricos para trabalhar com diferentes modalidades de grupo em instituições de saúde; além de oportunizar que os estagiários façam experiências de coordenação de grupos em sala de aula. Para o início das atividades na sala de espera, o supervisor faz com os estagiários uma sala de espera para eles terem um exemplo; a partir daí, eles fazem algumas sessões de observação do ritmo do ambulatório para se familiarizar com a situação e, finalmente, iniciam suas atividades de coordenação. Baseamo-nos na proposta de Guimarães (2004, p. 132) para trabalhar com a sala de espera:

> A coordenação é composta de dois elementos: coordenador — o que está encarregado de auxiliar o grupo a pensar, discutir e encaminhar a dinâmica tanto em termos das relações que aí se estabelece quanto em relação ao conteúdo/temática tendo em vista os objetivos pretendidos, cuidando para que a comunicação grupal possa ocorrer da melhor forma possível; e observador — aquele que embora não esteja ativamente agindo no grupo, está atento ao que ali ocorre e intervém no momento necessário/adequado. Tanto o coordenador quanto o observador são papéis e são fundamentais para a boa condução da reunião. Podemos considerá-los complementares.

Em nosso caso, podem ser assumidos de forma intercambiável pela dupla de estagiários, segundo acordo prévio que ambos estabeleçam. Para o bom desenvolvimento do grupo é necessário que o coordenador seja um facilitador do processo grupal. Isso exige uma atitude de compreensão e de acolhimento (suspensão de julgamentos de qualquer natureza a respeito do que é trazido, principalmente valorações de cunho moral); de disponibilidade e calor afetivo (sobretudo um convite à participação); de percepção de que há na relação

---

16. A. C. A. Pereira, J. Flores e V. Giffoni, professores de Trabalho de Grupo em Instituição de Saúde, graduação em Psicologia/PUC-SP. Também contribuíram: A. Loducca e F. Paulino.

do coordenador com os demais membros do grupo uma diferença a ser considerada (ele não é igual aos demais seja, pela sua formação, forma de inserção no grupo, seja pela finalidade de sua presença). Ele deve estabelecer uma relação dialógica, favorecendo a troca e a construção conjunta. Esse tipo de posicionamento é particularmente importante em nosso caso, pois falar de HIV e aids é falar da sexualidade e da intimidade, que necessariamente nos remete às normas, valores e prescrições sociais.

Essas atitudes têm permitido que, aos poucos, os usuários sintam-se à vontade ao perceber que aquele é um lugar aberto a uma participação mais livre e que suas palavras são ouvidas, respeitadas e levadas em consideração pelos demais.

> A heterogeneidade grupal nem sempre é um elemento impeditivo para o trabalho, pelo contrário, quando devidamente trabalhado permite uma maior riqueza para o grupo. A preocupação do coordenador deve ser no sentido da não cristalização das posições e papéis, focalizando a questão da aceitação das diferenças no sentido da tolerância necessária para a convivência coletiva, na qual todos devem ter seu lugar e possibilidades. A diferença (de credo, gênero, cultura, cor) impõe-se como valor eticamente importante, assim como a participação, a cidadania, autonomia e o direito a ter direitos (Guimarães, 2004, p. 133).

Acompanhamento programático

O nosso segundo foco na formação é o acompanhamento programático. A sala de espera de HIV/Aids. Há algumas particularidades, como o caso de nossa sala de espera, onde a patologia em comum é bastante estigmatizada. Particularidades de uma sala de espera onde a condução é bastante difícil — os usuários permanecem em silêncio, têm dificuldade de se engajar numa conversa, quanto mais numa discussão sobre todo o processo que envolve a adesão ao tratamento das pessoas vivendo com HIV e Aids.

> Grupo de Sala de Espera — organiza-se por um conjunto de pessoas que esperam para ser atendidas numa consulta ou numa internação. A proposta é otimizar o tempo de espera, transformando-o de tempo ocioso em tempo produtivo. Para isso, o profissional da saúde propõe um tema para debate entre os

presentes, o qual poderá emergir do próprio grupo ou ser definido pela instituição. [...] O encontro se dá uma única vez, ou sessão única. O aproveitamento do espaço, originalmente voltado para outra finalidade, é ressignificado para um momento de discussão e troca de ideias, de informações e sentimentos (Giffoni, 2002, p. 15).

Temos utilizado como um instrumento mediador o jogo Desafiaids (Christovam, 2005). O jogo, na sala de espera, pode ser usado como aquele que proporciona ao serviço de saúde fazer uma prevenção de forma eficiente. Falando de HIV, brincando com a situação, com os casos hipotéticos realizados, o jogo pode ser uma ferramenta de importante para os usuários poderem falar e refletir sobre seus dilemas, dúvidas e questionamentos, além de aprender de maneira lúdica. Assim, o objetivo de trabalho é, por meio do jogo Desafiaids, proporcionar um espaço de troca e aprendizado entre os próprios usuários e também com os estagiários de Psicologia. Afinal, a troca de experiências passa a ser terapêutica e educacional desde o momento em que se pode falar sobre a doença e além dela, sobre a vida e como lidar com as implicações do vírus do HIV e seu tratamento. Além disso, outro objetivo é poder falar sobre o HIV de maneira natural, pois apesar de estarmos dentro do ambulatório, esse é um espaço aberto, no qual fala quem quiser, possibilitando enxergar a infecção de outra maneira que não apenas algo a esconder e a ser falado apenas com o médico.

No processo de capacitação para trabalhar com o jogo temos levado em consideração que os estagiários devem primeiramente dominar o material tanto em termos de informação como de manejo das peças e dados. Em segundo lugar, temos estimulado que façam as adaptações necessárias de acordo com as demandas dos usuários, suas facilidades e dificuldades de manejo das situações e de acordo com os protocolos de assistência da instituição. Esse acompanhamento semanal tem desenvolvido autonomia e segurança profissional aos estagiários. Eis uma fala como exemplo:

uma das condições desse tipo de grupo — sala de espera — é o fato de a atividade ocorrer como algo secundário, que não era o primeiro objetivo do usuário naquele espaço. Uma condição que facilita a execução do grupo da sala de espera é que sempre haverá usuários ali; existindo consultas, eles estarão ali. Dessa forma, pode-se dizer que há um público garantido na sala de espera, mas por outro lado, somos nós estagiárias que estamos entrando no espaço deles. Os usuários presentes naquele dia, geralmente, não requisitaram nosso serviço. Isso é uma variável muito importante a ser levada em conta, reservando o direito aos usuários se querem participar ou não do grupo. O que, de alguma forma, torna o trabalho mais instigante e a todo o momento você tem que dar o melhor de si para mostrar o quão relevante aquilo pode ser para aquela pessoa.

Eles também devem ser estimulados a desenvolverem a capacidade de posicionamentos críticos, por exemplo:

O que se pode compreender a partir dos relatos dos usuários é que eles se sentem encurralados perante um vírus que contraíram e que, a partir de então, define quem eles são. O não dito existe para que eles possam continuar a serem olhados pelo o que eles são e não pela doença que possuem. Dessa maneira, a reação perante o preconceito é o omitir, se proteger da melhor maneira possível, mas, por outro lado, esse não dito vai encurralando o indivíduo cada vez mais, deixando-o impossibilitado de se mover, cada vez mais ele terá que omitir algo que faz parte dele, mas que não o define.

Acompanhamento das duplas: autoconhecimento e suporte pessoal

Na formação dos estagiários não podemos deixar de lado a dimensão pessoal. Estamos trabalhando com a publicização da intimidade e da sexualidade implícitas na assistência às pessoas vivendo com HIV e Aids. O domínio das informações específicas da área e, principalmente, a compreensão dos comportamentos de risco e de proteção e das situações de vulnerabilidade têm levado a um redimensionamento pessoal dos estagiários e profissionais da área. A escuta atenta e aberta das vivências, sentimentos e sofrimentos psíquicos das pessoas vivendo com HIV e aids leva ao questionamento das opções e escolhas que fazemos na vida. Assim, o espaço da supervisão deve permitir um acolhimento às angústias e questionamentos vividos no processo de formação e atuação na sala de espera.

Ao longo do semestre, percebemos que os estagiários, assim como os usuários atendidos por eles, ressignificam suas vivências, afetos, pensamentos entrando num processo de metamorfose da identidade.

Criar um espaço de escuta que possibilite a integração e o processo de metamorfose ao grupo de estagiários sem ser uma terapia individual ou grupal tem sido o desafio constante do supervisor, que deve ser aberto e estar atento para o processo grupal e individual de seus estagiários.

O espaço reflexivo individual

Foi outra prática desenvolvida no trabalho que ora relatamos. Seguimos o mesmo processo na formação e capacitação da equipe de trabalho já relatado.

Capacitação teórico-prática

Além das informações gerais sobre saúde e dos programas de DST/HIV/Aids, já descritos na secção anterior, a capacitação teórico-prática envolveu algumas etapas, descritas a seguir, que demarcam a especificidade dessa formação, desenvolvida com todos profissionais e estudantes que compuseram a equipe de trabalho. Para facilitar essa capacitação, foi desenvolvido um manual de orientação que poderia ser consultado sempre que se fizesse necessário. Os principais pontos desse manual orientam nosso relato.

Assistência com pesquisa ou pesquisa com assistência?

Diferentemente das pesquisas tradicionais tivemos como proposta construir uma forma de assistência a partir da investigação das necessidades apresentadas pelo usuário. O roteiro de entrevista, para criar um espaço de reflexão, foi desenhado para proporcionar a reflexão e orientação da população atendida bem como para atender aos objetivos do estudo (apreender o processo de adesão e as relações de gênero que atravessam o tratamento e a rotina diária das pessoas que vivem com HIV/Aids).

Dessa forma, a pesquisa com assistência em Psicologia consistiu em um trabalho voltado ao atendimento dos usuários do sistema de saúde em que a demanda de atendimento pretendeu alcançar diversos objetivos.

No caso da pesquisa com adesão ao tratamento de usuários com HIV e aids, o atendimento psicológico em **primeiro plano** priorizou a assistência com um enfoque diretivo para as questões relativas às vivências pessoais, que dificultam a adesão ao tratamento, e as repercussões sobre a vida e relacionamentos pessoais. Em **segundo plano** estava o enfoque na pesquisa, visando responder às lacunas existentes na área do atendimento psicológico: considerou-se a assistência um espaço de reflexão para trabalhar com o usuário objetivando esclarecer e entender as questões referentes a suas vivências como soropositivo, auxiliando na apropriação e apreensão de fatores que facilitem o autocuidado e o cuidado com o outro, facilitando a melhor adaptação e a qualidade de vida.

Um dado interessante apontado pela literatura é que entrevistas sistemáticas com o usuário aprofundam o vínculo e possibilitam a abordagem rotineira da importância da adesão ao tratamento, o que parece ter efeito positivo sobre o processo de autocuidado. Esses dados indicam tanto uma possibilidade de como trabalhar para promover adesão quanto a importância do aprofundamento do vínculo com o profissional e com a instituição de saúde.

Para que as entrevistas cumprissem a dupla função de informação diagnóstica e de intervenção, era importante que os usuários estivessem estar recebendo *feedback* sobre seu percurso institucional, de forma que se apropriassem e incorporassem as questões trabalhadas. Inserindo o tratamento em seu cotidiano e promovendo mudanças de atitudes e comportamento nos três níveis de *scripts* sexuais (Paiva, 2000).

Ao mesmo tempo, o registro cuidadoso desse encontro, *entrevista*, forneceu dados que foram comparados com os prontuários médicos.

Essa modalidade de assistência (encontro individual reflexivo) mostra-se diferente dos atendimentos psicoterapêuticos tradicionais, pois essa proposta garantiu atendimentos objetivando os itens e as questões abordados como **temas centrais** com devolutivas e intervenções a cada atendimento. O contrato foi *centrado no atendimento* ao usuário e não na *relação do profissional com o usuário*, o que permitiu a diferentes profissionais assistir um mesmo usuário, resguardando fidedignamente o registro das questões e intervenções efetuadas, com indicações dos pontos a ser revistos e de sugestões para o próximo encontro, que coincidia com o retorno do usuário ao serviço para consulta e/ou exames.

O registro dos encontros/entrevistas como facilitador da assistência e capacitação do profissional

Os dados iniciais — sociodemográficos — foram preenchidos, anotados na frente do usuário, ou seja, durante o encontro. É importante mostrar o roteiro (folha de resposta) ao usuário. Explicar que é um prontuário psicológico (semelhante ao do médico) para registrar as informações fornecidas por ele, evitando perdê-las e que ele tenha que repeti-las novamente para outro profissional de saúde mental que possa vir a atendê-lo em outras oportunidades.

Durante a entrevista psicológica, devem-se preencher os dados principais e as falas mais importantes do usuário. Cuidado para que o preenchimento durante o encontro não atrapalhe tanto a sua concentração como o estabelecimento de vínculo. Após a entrevista, o roteiro deve ser preenchido de forma mais completa. Devem-se anotar as *dicas* que o profissional ofereceu ao usuário durante a reflexão; a demanda que precisa ser retomada no próximo encontro; os pontos principais trabalhados e as observações do psicólogo. Caso grave a entrevista psicológica, poderá completar seu registro ao transcrevê-la.

Algumas perguntas podem causar constrangimento tanto ao pesquisador como ao usuário. O que fazer?

Quanto maior a tranquilidade e naturalidade o profissional tiver ao efetuar as perguntas, mais tranquilo o usuário se sentirá em responder e também não entenderá como algo ofensivo a sua pessoa e que essas situações fazem parte da vida.

É importante reconhecer que, em um primeiro momento, o constrangimento é do pesquisador. Se ele tem tranquilidade com as questões, elas serão colocadas com tranquilidade. Então, pode-se deixar mais delimitado, meu constrangimento e o constrangimento do outro.

Também é importante criar um espaço de acolhimento, no qual o usuário possa se colocar mais livremente. Falar do constrangimento que possa surgir, faz com que este se amenize. É importante incentivar o usuário a responder, por exemplo, a dizer que a conversa é para conhecê-lo e pensar em suas experiências de vida e não para julgá-lo e que as pessoas têm experiências muito variadas e precisam ser respeitadas. As perguntas sobre relacionamentos com pessoas do mesmo sexo ou do sexo oposto; relacionamento extraconjugal; uso da camisinha; o que significa relacionamento sexual; são as que mais suscitam constrangimento. A primeira resposta do usuário pode ser a politicamente correta e, nesse caso, é importante investigar mais profundamente.

Como profissionais e pesquisadores, temos a obrigação de contribuir para que tabus sociais sejam mudados. Para tanto, não se deve inibir ao fazer algumas perguntas, nem tampouco ter curiosidade, nem imprimir algum juízo de valor às respostas obtidas. Pergunte e saiba a finalidade de cada pergunta.

Pode-se começar pelas perguntas que têm facilidade de perguntar e conversar. Depois passe para as difíceis, por exemplo:

Você já teve ou gostaria de ter relacionamento com alguém do mesmo sexo (ou do sexo oposto). O que acha disso?

Pode-se iniciar a conversa assim:

Hoje, em nossa sociedade, as pessoas têm possibilidade de experimentar diversas coisas, inclusive nas relações amorosas e sexuais. Você já pensou em ter ou já teve relacionamento com homens (ou com mulheres) — colocar o sexo conforme o usuário? Nunca pensou? Por quê?

Você tem outros relacionamentos afetivo-sexuais além do estável? Pode-se perguntar assim, já aconteceu de você sair com outras pessoas além de_____ (nomear o/a parceira), nem quando estava bravo/a ou chateado/a?

Como é a questão do uso (ou não) da camisinha nas relações sexuais?

Pode-se falar assim:

Não é fácil usar camisinha nas "transas", precisa-se ter a camisinha na hora, precisa saber por sem perder o tesão, excitação... Como é para você? E para seu (sua) companheiro(a)?

O que significa para você o relacionamento sexual?

Pode-se perguntar assim:

Como você entende o sexo, a relação sexual?

A orientação sexual deve ser anotada, mas não perguntada diretamente. Ficar atento ao longo do encontro com o usuário pois eles fazem referências a experiências sexuais que nos dão pistas sobre sua vivência heterossexual, bissexual ou homossexual. Alguns usuários afirmarão que são travestis ao solicitar que sejam chamados por um nome feminino e não pelo seu nome de registro de nascimento. Cuidado para não julgar prematuramente e só preencha esse campo do roteiro de entrevista psicológica quando tiver terminado.

O que devemos priorizar nos casos especiais: assistência ou pesquisa? Todos os casos são especiais e diferentes entre si, sendo prioridade nos atendimentos, assistência às necessidades apresentadas pelos usuários. Isso significa que o interesse maior é possibilitar que o participante reflita sobre sua vida como pessoa infectada pelo HIV. Algumas vezes, poderá ficar preso a uma questão ou temática específica. Não tem problema! Devemos escutá-lo e esclarecer os pontos necessários. Em outros casos, aquele que a primeira vista e ao primeiro contato mostrou-se *tranquilo*, pode mostrar uma necessidade de autoproteção ou ter dificuldade de entrar em contato com uma emoção desestabilizante. Seja continente e siga o processo do usuário sem perder de vista o roteiro de reflexão.

Para que serve o Termo de Consentimento Livre, Informado e Esclarecido (TCLE)? Como utilizá-lo? Em que momento?

O TCLE é um instrumento legal (exigência do Ministério da Saúde e da Comissão Nacional de Ética na Pesquisa). Ele é um instrumento importante em qualquer pesquisa ou assistência, pois nos ajuda a esclarecer junto ao sujeito a proposta apresentada, possibilitando a troca entre profissional e usuário, esclarecendo os papéis de cada um. Este documento deve conter o objetivo da assistência e da pesquisa, o cronograma, como será desenvolvida e analisada e como ajudará ao participante bem como local de coleta e o responsável, garantindo o sigilo sobre os dados coletados.

O TCLE é um documento que se presta à autorização solicitada ao usuário para divulgação das análises a sobre o conteúdo dos atendimentos, e mesmo contendo as explicações sobre a pesquisa, o entrevistador deve sempre estar à disposição para prestar esclarecimentos.

Deve ser apresentado ao usuário após ter passado pela experiência de encontro reflexivo. Para que ele assine, o profissional deve estar atento ao fato de que o usuário tenha clareza dos objetivos da assistência/pesquisa, e depois de ter formado uma aliança de ajuda mútua (trabalhar a construção de parceria que esta pesquisa se propõe), explicar a forma de assistência, que acontecerá em quatro vezes durante um ano, no dia em que ele vier à consulta médica, geralmente marcada trimestralmente. Sugerimos que o TCLE seja discutido e apresentado ao final do primeiro ou no segundo encontro com o usuário, com livre escolha deste em assiná-lo ou não, sendo que seu preenchimento sempre será feito em duas vias, ficando uma sob responsabilidade do profissional e a outra com o usuário. No caso de dificuldade para leitura (falta de óculos ou outra questão que não seja analfabetismo), pode-se ler e preencher para o usuário solicitando somente que assine. Em caso de analfabetismo, ler para ele e caso ele concorde anote o número do RG (não solicitaremos para colocar a impressão digital ou um X, pois consideramos uma situação de discriminação e de constrangimento ao usuário. Ele precisa sentir-se respeitado nas suas limitações e fragilidades).

Durante o processo de leitura e preenchimento do TCLE, o pesquisador deve mostrar ao usuário que, como participante, ele é protagonista do estudo. Isso é importante, pois se percebe, em muitos casos, que o participante, ao ler o Termo de Consentimento, refere-se à sua participação como um favor que presta ao profissional, esquecendo-se de seu protagonismo diante da questão pesquisada. Dessa forma, é importante deixar claro a parceria durante a coleta, pois estamos com o participante, interessados em como ele vive as questões/situações perguntadas e refletidas. Portanto, este deve ser um momento de reflexão possibilitado pelo pesquisador.

Caso o usuário não queira assinar o TCLE, o que fazer?

O usuário tem o direito de não assinar o termo, mas é importante o profissional conversar sobre os motivos que o leva a não assinar. Deve-se dar um tempo para que o usuário reflita. Caso ele persista em não querer assinar ou mudar de ideia ao longo da assistência/pesquisa, deve ser respeitada sua decisão.

Devemos tentar compreender os motivos pelo qual ele não deseja participar, fazendo com que ele possa apropriar-se de sua escolha. O momento do consentimento pode ser utilizado como um espaço interessante de reflexão durante uma pesquisa/assistência.

Pergunte e esclareça os pontos obscuros. Muitas vezes ele teme que as informações obtidas sejam usadas incorretamente, dificultando sua assistência ou tornando pública sua vida. Por isso, é importante retomar a questão do sigilo, da confidencialidade e da credibilidade da assistência e do estudo. Se mesmo assim ele se opuser, esclareça que esse é um direito do participante e, na frente dele, invalide os dados obtidos, rasgando o termo de consentimento e garantindo seu sigilo. Se necessário, havendo demanda, ofereça ao usuário a oportunidade de pensar sobre a conversa em momento oportuno.

Deve-se garantir ao usuário que não haverá nenhum prejuízo quanto à assistência que ele vem recebendo no ambulatório

Devo seguir o roteiro do encontro/entrevista psicológica?

O roteiro serve como norteador de nosso trabalho. Entretanto, ele não precisa ser seguido à risca. É importante que as questões se transformem em um espaço de reflexão e aprofundamento e não de enrijecimento em relação ao seguimento do roteiro. A familiaridade com o instrumento facilitará o seu trabalho, mas não determinará seu trajeto. Quem o faz é o usuário que lhe dará pistas da temática principal.

Nem sempre os usuários responderão a todo o roteiro num primeiro encontro. Alguns dados poderão aparecer num segundo ou terceiro encontros, mas é importante focar, principalmente, desde o primeiro encontro, as questões focais do trabalho: relacionamentos, uso de camisinha, relacionamento sexual, conversar com alguém sobre HIV, esquecer da medicação e como é viver com HIV.

Se não conseguir obter todos os dados, não importa! Terá outra oportunidade e se, mesmo assim, não for possível avaliaremos se o conteúdo obtido poderá constar como dado de pesquisa.

O importante é estar atento à demanda do usuário, pois durante o encontro o usuário relata suas experiências de acordo com sua demanda, e o psicólogo deve estar atento para retirar desse relato os dados relacionados ao foco da assistência/pesquisa (roteiro). Às vezes, no encontro, ele coloca uma fala sobre um tema ligada a outro tema que se refere a outra questão do roteiro, mais à frente.

Antes do novo encontro é fundamental a leitura ou releitura do(s) atendimento(s) anterior/es para retomar a demanda do usuário e pontos importantes a ser trabalhado.

Continuidade dos encontros reflexivos

Do segundo encontro em diante, devem-se *checar* as respostas dadas anteriormente e anotar as alterações. Podem-se completar os dados que faltaram no primeiro encontro, mas devem ser anotados no protocolo do segundo encontro, ou seja, no protocolo correspondente à entrevista onde foi coletado o dado (segundo, terceiro, ou quarto...).

Podem aparecer dados diferentes entre um encontro e outro. Nesse caso, devem ser discutidas as diferentes informações com o usuário para haver maior compreensão de seu processo. O usuário pode alterar as respostas. Analise com ele essas mudanças: se ele não se fez entender na entrevista anterior, ou se realmente, após o transcurso da última entrevista, passou a sentir, pensar ou agir diferente. É necessário anotar, registrar esse *papo*. Nosso sistema de banco de dados conta com esse recurso. A mudança da resposta é um dado importante a ser analisado. Dá-nos pistas do que devemos aprimorar na assistência.

E se o usuário apresentar demanda para atendimento psicoterápico, o que fazer?

Apresentar ao usuário a análise que levou o profissional a indicar o atendimento psicoterápico. Indicar as alternativas para isso: na própria instituição ou em alguma clínica escola próxima ao local de trabalho ou da moradia do usuário. Analisar com ele o que prefere. Consultar a lista de clínicas na pasta e indicar, fornecendo nome, endereço e telefone. Quando o usuário precisar ser encaminhado ao serviço de psiquiatria ou outra especialidade médica conversar com a enfermagem ou se possível diretamente com o profissional. Acolha e encaminhe. É importante que cada serviço tenha parceiros (rede de referência e contra referência) como clínicas escolas, ONGs e serviços públicos de saúde. Dependendo da gravidade e urgência do caso, faz-se necessário uma postura mais ativa do profissional na articulação do usuário com o serviço para o qual ele foi encaminhado.

Quando o usuário tiver dúvidas sobre direitos legais, tais como aposentadoria, auxílio-doença, entre outras, encaminhar ao Serviço Social.

Acompanhamento programático

Esse acompanhamento se faz necessário dadas as particularidades do viver com HIV e aids e as dificuldades de se construir uma prática que envolve questões sociais da ordem da intimidade, que de certa foram desnudam profissionais e usuários. Esse acompanhamento foi desenvolvido de diversas maneiras: na construção conjunta da equipe de São Paulo do roteiro para os encontros reflexivos, na construção do manual de orientação para assistência integrada à pesquisa, na construção e teste do banco de dados (acessado via internet) para registros dos dados e em reuniões semanais para discussão dos atendimentos feitos na semana. Este acompanhamento semanal ocorreu durante o primeiro semestre de trabalho do grupo, que depois passou a ser quinzenal.

Esses espaços foram importantes, pois possibilitaram que toda equipe se apropriasse das informações específicas da área, revisassem posições e se abrissem para o novo da proposta assistencial articulada à pesquisa.

Autoconhecimento e suporte pessoal

Essa dimensão configurou-se diferente do trabalho desenvolvido com a sala de espera, pois todos os encontros reflexivos individuais eram conduzidos por psicólogos com prática terapêutica. A equipe como um todo serviu de suporte e acolhimento para gerenciar questões pessoais e profissionais, permitindo a construção coletiva que este livro relata.

A título de conclusão

A prática desenvolvida e relatada de encontros reflexivos individuais e grupais pode ser incorporada como alternativa de assistência psicológica no sistema de saúde, o qual beneficiará os usuários integrando o atendimento psicológico ao protocolo de assistência médica. Assim, o usuário é atendido quando vem ao ambulatório (para exames e ou consultas), evitando que perca mais dias de trabalho e quebre a rotina de vida diária. O trabalho em equipe que estimula o vínculo institucional e não unicamente com um profissional específico é um facilitador dessa modalidade proposta.

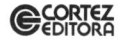

SOBRE OS AUTORES

O grupo constitui o LABORATÓRIO DE ESTUDOS DE SAÚDE E SE-XUALIDADE (LESSEX), trabalha com os parâmetros da Psicologia Sócio-Histórica. O LESSEX é um subgrupo do Grupo de Pesquisa: *Psicossomática e Psicologia Hospitalar*, cadastrado no CNPq, vinculado ao Pós Graduação em Psicologia Clínica da PUC-SP.

Edna Maria S. Peters Kahhale é vice-líder do grupo de pesquisa *Psicossomática e Psicologia Hospitalar* e coordenadora do LESSEX. Doutora em Psicologia Experimental pelo IPUSP; professora da Faculdade Ciências Humanas e da Saúde, Curso de Psicologia da PUC-SP; professora e pesquisadora do Núcleo de Psicossomática e Psicologia Hospitalar do Programa de Estudos Pós-Graduados em Psicologia Clínica da PUC-SP. Ministra aulas e pesquisa (integrada com assistência na rede pública) na área de Psicologia da Saúde, especificamente saúde da mulher, sexualidade e relações de gênero sob a perspectiva da Psicologia Sócio-Histórica. Autora e organizadora do livro *A diversidade da Psicologia*: uma construção teórica, Ed. Cortez, 2002.
E-mail: ednakahhale@pucsp.br

Elisa Maria Barbosa Esper é psicóloga. Doutora em Psicologia Clínica, Núcleo de Psicossomática e Psicologia Hospitalar da Pontifícia Universidade Católica de São Paulo. Professora de Psicologia dos cursos de Direito e Ciências da Saúde da Universidade de Mogi das Cruzes — Campus Villa Lobos, pesquisadora do LESSEX — São Paulo.
E-mail: elisaesper@uol.com.br

Cynthia Guidoni Christovam é psicóloga clínica. Mestre em Psicologia Clínica pela PUC-SP, especialização em Psicologia Hospitalar pelo Centro de Estudos do Hospital das Clínicas de São Paulo, formação em Psicossomática pela ABMP-SP, pesquisadora do LESSEX.

E-mail: cgchristovam@ig.com.br

Mara Lucia Salla é psicóloga clínica. Mestre em Psicologia Clínica, Núcleo de Psicossomática e Psicologia Hospitalar da Pontifícia Universidade Católica de São Paulo, pesquisadora do LESSEX.

E-mail: msala@uol.com.br

Tatiana Vasconcellos Anéas é psicóloga. Mestre em Medicina Preventiva pela FMUSP, coordenadora de regional do PSF, pesquisadora do LESSEX.

E-mail: tatianaaneas@uol.com.br

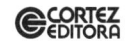

BIBLIOGRAFIA

Programas e referências para assistência em DST/HIV/Aids

AYRES, J. R. C. M. Vulnerabilidade e aids: para uma resposta social à epidemia. *Boletim Epidemiológico*: Aids — Vulnerabilidade, CRT/DST/AIDS, ano XV, n. 3, p. 2-4, dez. 1997.

_____. Cuidado e reconstrução das práticas de saúde. *Interface: Comunicação, Saúde e Educação*, v. 8, n. 14, p. 73-92, 2004.

BERLINGUER, G. *A doença*. São Paulo: Hucitec, 1988.

_____. *Questões de vida (ética, ciência, saúde)*. Salvador/São Paulo/Londrina: APCE/Hucitec/Cebes, 1993.

BRASIL. *Promoção de saúde*: um novo paradigma mundial para a saúde. Brasília: Ministério da Saúde, 1996.

_____. *Política nacional de DST/Aids: princípios e diretrizes*. Brasília: CNDST/Aids, 1999.

_____. *Avaliação das ações de aconselhamento em DST/aids*. Brasília: CNDST/Aids, 1999a.

_____. *A prática do controle social*: conselhos de saúde e financiamento do SUS. Brasília: MS, CNS, 2000.

_____. *Aconselhamento em DST, HIV, AIDS*: diretrizes e procedimentos básicos. Brasília: CNDST/Aids, 2000a.

_____. *Boletim Epidemiológico*. Brasília: CRTDST/Aids, v. XXIII, n. 1, 2004.

_____. *Plano integrado de enfrentamento da feminilização na epidemia de aids e outras DST*. Mar. 2007.

_____. Portaria GM n. 154 de 24 de janeiro de 2008. Cria os Núcleos de Apoio à Saúde da Família — NASF. Brasília: Ministério da Saúde, 2008.

BRAVO, M. I. S. Gestão democrática na saúde: o potencial dos conselhos. In: _____;
PEREIRA, P. A. P. *Política social e democracia*. São Paulo: Cortez; Rio de Janeiro: Editora da UERJ, 2002, p. 43-65.

COHN, A. et al. *A saúde como direito e como serviço*. São Paulo: Cortez, 1991.

CORREIA, M. V. C. *Que controle social?* Os conselhos de saúde como instrumento. Rio de Janeiro: Fiocruz, 2000.

CREPOP. *Referências técnicas para a prática do(a) psicólogo(a) nos programas de DST e aids*. Brasília: CFP, 2008. Disponível em: <http://pol.org.br>. Acesso em: 31 maio 2010.

DANIEL, H. A terceira epidemia: o exercício da solidariedade. In: DANIEL, H.; PARKER, R. (Org.). *Aids, a terceira epidemia*: ensaios e tentativas. São Paulo: Iglu, 1991, p. 13-30.

FIELD, M. C. Prefácio. In: SPÍNOLA, A. W. P. et al. (Coord.). *Pesquisa Social em Saúde*. São Paulo: Cortez, 1992, p. 13-16.

FRANCO, T. B. et al. Programa de Saúde da Família: contradições e novos desafios. In: IANNI, A. M. Z.; BÓGUS, C. M. (Ed.). *Anais... Saúde na cidade*: como garantir a qualidade de vida na cidade? São Paulo: APSP, v. 2, p. 145-154, 2000.

GONÇALVES, A. A saúde e a população: contribuição para o entendimento deste binômio em nosso meio. *Ciência & Cultura*, v. 33, n. 11, p. 1425-1429, 1981.

IBGE. *Pesquisa Nacional por Amostra de domicílio*. Brasília: PNAD, 2007.

ILLICH, I. *A expropriação da saúde*: nêmesis da medicina. São Paulo: Nova Fronteira, 1981.

IYDA, M. Saúde pública: reprodução e legitimação. In: SPÍNOLA, A. W. P. et al. (Coord.). *Pesquisa Social em Saúde*, São Paulo: Cortez, 1992, p. 53-57.

MACHADO, M. F. A. S. et al. Integralidade, formação de saúde, educação em saúde e as propostas do SUS: uma revisão conceitual. *Ciência & Saúde Coletiva*, v. 12, n. 2, p. 335-342, 2007.

MOURA, D. *Saúde não se dá, conquista-se*. São Paulo: Hucitec, 1989.

NUNES, E. D. Saúde coletiva: história de uma ideia e de um conceito. *Saúde & Sociedade*, v. 3, n. 2, p. 5-21, 1994.

OPAS, O. M. S. *Relatório sobre saúde no mundo. Saúde mental: nova concepção, nova esperança*. Brasília: OMS, 2001.

OMS. *Mujeres e SIDA*: Situacíon de la epidemia de sida. Brasil: Dezembro, 2004.

REDE INTERAGENCIAL DE INFORMAÇÕES PARA A SAÚDE (RIPSA). *Indicadores básicos de saúde no Brasil*: conceitos e aplicações. Brasília: Opas, 2002.

SAN MARTÍN, H. *Manual de salud pública y medicina preventiva*. Barcelona: Masson, 1986.

SEVERINO, A. C. J. O uno e o múltiplo: o sentido antropológico do interdisciplinar. In: JANTSCH, A. P.; BIANCHETTI, L. (Org.). *Interdisciplinaridade para além da filosofia do sujeito*. Rio de Janeiro: Vozes, 1995.

TESSER, C. D.; LUZ, M. T. Uma introdução às contribuições da epistemologia contemporânea à medicina. *Ciencias e Saúde Coletiva*, v. 7, n. 2, p. 363-372, 2002.

THIOLLENT, M. *Metodologia da pesquisa-ação*. São Paulo: Cortez, 1985.

UNAIDS. *Level and Flow of International Resources for the Response to HIV/AIDS: 1998 update*. Geneva, 2000.

_____. *Keeping the Promise*: An Agenda for Actions on Women and AIDS. Geneva: The Global Coalition on Women and AIDS, 2006.

WHO. *Bulletin of the World Health Organization*. Disponível em: <http://www.who.int>. Publicações da OMS ou OPAS podem ser acessadas em: <www.saude.gov.br> ou <www.opas.org.br/publicações>.

Referências e pesquisas sobre relações de gênero

ASSMAR, E. M. L. et al. Premissas histórico-socioculturais sobre a família brasileira em função do sexo e da idade. *Psicologia Reflexiva e Crítica*, v. 13, n. 1, 2000.

BEAUVOIR, B. *O segundo sexo*: fatos e mitos. Rio de Janeiro: Nova Fronteira, 1980. [4. ed., 1949].

ESPER, E. M. B. *Relações de gênero e o trabalho profissional realizado por homens e mulheres no espaço doméstico*: reflexos na instrumentalidade e expressividade, na saúde e na qualidade de vida. Tese (Doutorado) — Pontifícia Universidade Católica. São Paulo, 2008.

FOUCAULT, T. M. *La voluntad de saber*. Mexico: Siglo Vinteuno, 1986.

GOMES, R. Sexualidade masculina e saúde do homem: proposta para uma discussão. *Ciência e Saúde Coletiva*, n. 8, p. 825-829, 2003.

HELLMAN, C. G. *Cultura, saúde & doença*. Porto Alegre: Artmed, 2003. [4. ed., 2000].

KEHL, M. R. *Deslocamentos do feminino*: a mulher freudiana na passagem para a modernidade. Rio de Janeiro: Imago, 1998.

_____. *Sobre ética e Psicanálise*. São Paulo: Companhia das Letras, 2002.

LIPOVETSKY, G. *A terceira mulher*: permanência e revolução do feminino. São Paulo: Companhia das Letras, 2000.

LUDERMIR, A. B. Inserção produtiva, gênero e saúde mental. *Cadernos de Saúde Pública*, v. 16, n. 3, p. 647-659.

OLIVEIRA, R. M. R. Gênero, direitos humanos e impacto socioeconômico da Aids no Brasil. *Revista de Saúde Pública*, v. 40, 2006 (supl.).

PAIVA, V. *Fazendo arte com camisinha*. São Paulo: Summus, 2000.

SALIM, C. A. Doenças no trabalho: exclusão, segregação e relações de gênero. *São Paulo em Perspectiva*, v. 17, n. 1, p. 11-24.

SALLA, M. *Desfeminilização cultural e saúde*: um estudo em mulheres executivas na ótica da Psicologia Analítica. Dissertação (Mestrado) — Pontifícia Universidade Católica. São Paulo, 2005.

SCHOR, N. *Adolescência e anticoncepção*: conhecimento e uso. Tese (Livre-docência). Universidade de São Paulo, 1995.

UNAIDS. *Análisis comparativo: estudios de investigación de la India y Uganda*: discriminación, estigma y negación relacionados com VIH y el Sida. Genebra, 2002.

_____. *Marco conceptual y base para la acción*: estigma y discriminación relacionados con el VIH/sida. Genebra, 2003.

Fundamentos de psicologia sócio-histórica e afins

AGUIAR, W. M. J. et al. A orientação profissional com adolescentes: um exemplo de prática na abordagem sócio-histórica. In: BOCK, A. M. B.; GONÇALVES, M. G.; FURTADO, O. (Org.). *Psicologia sócio-histórica*: uma perspectiva crítica em Psicologia. São Paulo: Cortez, p. 163-178, 2001.

BILAC, E. D. Família: algumas inquietações. In: CARVALHO, M. C. B. (Org.). *A família contemporânea em debate*. São Paulo: Cortez, 1995.

BOCK, A. M. B. *Aventuras do Barão de Münchhausen na Psicologia*. São Paulo: Educ/Cortez, 1999.

_____. A prática profissional em Psicologia sócio-histórica. In: BOCK, A. M. B.; GONÇALVES, M. G. M.; FURTADO, O. (Org.). *Psicologia Sócio-histórica*: uma perspectiva crítica em Psicologia. São Paulo: Cortez, p. 159-162, 2001.

BOCK, A. M. B.; GONÇALVES, M. G. M. (Org.). *A dimensão subjetiva da realidade*. São Paulo: Cortez, 2009.

BORSOI, I. C. F. Da relação entre trabalho e saúde à relação entre trabalho e saúde mental. *Psicologia & Sociedade*, v. 19, n. 1, p. 103-111, 2007.

CAMPOS, M. Fortalecendo famílias. In WANDERLEY, M. B.; OLIVEIRA, I. I. M. C. *Trabalho com famílias*. São Paulo: IEE/PUC-SP, 2004, p. 78-92. 2 v.

CAMPOS, R. H. F. (Org). *Psicologia social comunitária*: da solidariedade à autonomia. Petrópolis: Vozes, 1996.

CAVALCANTE, O.; MORTARA, P. C. Interdisciplinaridade no trabalho socioeducativo. In: WANDERLEY, M. B.; OLIVEIRA, I. I. M. C. *O trabalho com famílias*. São Paulo: IEE/PUC-SP, 2004. v. 2, p. 93-98.

CHEPTULIN, A. *A dialética materialista*: categorias e leis da dialética. São Paulo: Alfa-Omega, 1982.

CIAMPA, A. C. *A estória do Severino e a história da Severina*: um ensaio de psicologia social. São Paulo: Brasiliense, 1986.

GIFFONI, V. L. *Enquanto espero...* Atendimento psicológico de sala de espera em serviços de saúde. (Dissertação de Mestrado). PUC-SP, 2002.

GOFFMAN, E. *Estigma*: notas sobre a manipulação da identidade deteriorada. Rio de Janeiro: Guanabara Koogan, 1988.

GONZÁLEZ-REY, F. *Sujeito e subjetividade*: uma aproximação histórico-cultural. São Paulo: Pioneira Thomson Learning, 2003.

_____. *O social na Psicologia e a Psicologia Social*. Petrópolis: Vozes, 2004.

_____. *Personalidade, saúde e modo de vida*. São Paulo: Thomson, 2004a.

GUEDES, C. R. et al. A subjetividade como anomalia: contribuições epistemológicas para a crítica do modelo biomédico. *Ciência & Saúde Coletiva*. v. 11, n. 4, p. 1093--1103.

GUIMARÃES, C. H. O grupo socioeducativo com famílias. In: WANDERLEY, M. B.; OLIVEIRA, M. I. I. M. C. (Org.). *Trabalho com famílias*. São Paulo: IEE/PUC-SP, v. 2, p. 125-139, 2004.

HELOANI, R. Corpo e trabalho: instrumento ou destino? *Psicologia hospitalar (SP)*, v. 3, n. 2, 2005.

HELOANI, R.; LANCMAN, S. Psicodinâmica do trabalho: o método clínico de intervenção e investigação. *Revista de Produção*, v. 14, n. 3, p. 77-86, 2004.

KAHHALE, E. M. P. Subsídios para reflexão sobre sexualidade na adolescência. In: BOCK, A. M. B.; GONÇALVES, M. G. M.; FURTADO, O. (Org.). *Psicologia sócio-histórica*: uma perspectiva crítica em Psicologia. São Paulo: Cortez, 2001, p. 119-192.

KAHHALE, E. M. P. Gravidez na adolescência: orientação materna no pré-natal. In: OZELLA, S. (Org.). *Adolescências construídas*: a visão da psicologia sócio-histórica. São Paulo: Cortez, 2003.

_____. Psicologia na saúde: em busca de uma leitura crítica e de uma atuação comprometida. In: BOCK, A. M. B. (Org.). *A perspectiva sócio-histórica na formação em Psicologia*. Rio de Janeiro: Vozes, 2003a, p. 161-191.

LOURO, G. L. *O corpo educado*: pedagogias da sexualidade. 2. ed. Belo Horizonte: Autêntica, 2001.

LUNARDI, V. L. et al. O cuidado de si como condição para o cuidado dos outros na prática de saúde. *Revista Latino-americana de enfermagem*, v. 12, n. 6, p. 933-939, 2004.

MIOTO, R. C. T. Novas propostas e velhos princípios: subsídios para a discussão da assistência às famílias no contexto de programas de orientação e apoio sociofamiliar. Montevideo: *Fronteira*, p. 94-102, set. 2001.

MONTEIRO, M. E. S. *Adesão ao tratamento psiquiátrico*: análise comportamental de pacientes com diagnóstico de transtornos de ansiedade. São Paulo, 2001. Dissertação (Mestrado) — Pontifícia Universidade Católica. São Paulo, 2001.

NAVARRO, V. L.; PADILHA, V. Dilemas do trabalho no capitalismo contemporâneo. *Psicologia & Sociedade*, v. 19, n. 1, p. 14-20, 2007.

ORTEGA, F. Corporeidade e biotecnologias: uma crítica fenomenológica da construção do corpo pelo construtivismo e pela tecnobiomedicina. *Ciência & Saúde Coletiva*, v. 12, n. 2, p. 381-388, 2007.

SOUZA, M. L. R. O hospital: um espaço terapêutico? *Percurso*, n. 9, p. 2, 1992.

TAKASHIMA, G. M. K. O desafio da política de atendimento à família: dar vida às leis — uma questão de postura. In: KALOUSTIAN (Org.). *Família brasileira*: a base de tudo. São Paulo: Cortez; Brasília: Unicef, 2000. p. 77-92.

VERDADE, M. M. *Ecologia mental da morte*. São Paulo: Casa do Psicólogo, 2006.

Reflexões e pesquisas sobre pessoas que vivem com HIV/Aids

ALMEIDA, M. R. C. B.; LABRONICI, L. M. A trajetória silenciosa de pessoas portadoras do HIV contada pela história oral. *Ciência & Saúde Coletiva*, v. 12, n. 1, p. 263-274, 2007.

ALVES, R. N. et al. Fatores psicossociais e a infecção por HIV em mulheres. Maringá: *Revista de Saúde Pública*, v. 36, n. 4, 2002.

BARBARÁ, A. et al. Contribuições das representações sociais ao estudo da aids. *Interação em Psicologia*, v. 9, n. 2, p. 331-339, 2005.

BEZERRA, D. *Adesão em cena*: contribuindo com a adesão ao tratamento de pessoas portadoras de HIV/AIDS através do sociodrama. (Dissertação de Mestrado). Pontifícia Universidade Católica de São Paulo, 2003.

BORGES, A. L. V.; SCHOR, N. Homens adolescentes e vida sexual: heterogeneidades nas motivações que cercam a iniciação sexual. *Cadernos de Saúde Pública*, v. 23, n. 1, p. 225-234, 2007.

CARDOSO, G. P.; ARRUDA, A. As representações sociais da soropositividade e sua relação com a observância terapêutica. *Ciência e Saúde Coletiva*, v. 10, n. 1, p. 151-162, 2004.

CASTRO, E. K.; REMOR, E. A. Aspectos psicossociais e HIV/Aids: um estudo bibliométrico (1992-2002) comparativo dos artigos publicados entre Brasil e Espanha. *Psicologia Reflexão Crítica*, v. 17, n. 2, p. 243-250, 2004.

CHECHIM, P. L.; SELLI, L. Mulheres com HIV/aids: fragmentos de sua face oculta. *Revista Brasileira de Enfermagem*, v. 60, n. 2, p. 145-149, mar. 2007.

CHRISTOVAM, C. G. R. G. *O lúdico como mediador da consciência*: resultados da aplicação de um jogo em portadores de HIV/Aids. Dissertação (Mestrado) — Pontifícia Universidade Católica. São Paulo, 2005.

DE SOUZA, E. et al. A construção social dos papéis sexuais femininos. *Psicologia e Reflexão Crítica*, v. 13, n. 3, 2000.

ESPOSITO, A. P. G.; KAHHALE, E. M. P. Profissionais do sexo: sentidos produzidos no cotidiano de trabalho e aspectos relacionados ao HIV. *Psicologia e Reflexão Crítica*, v. 19, n. 2, p. 329-339, 2006.

FERREIRA, R. C. M.; FIGUEIREDO, M. A. C. Reinserção no mercado de trabalho. Barreiras e silêncio no enfrentamento da exclusão por pessoas com HIV/Aids. *Medicina (Ribeirão Preto)*, v. 39, n. 4, p. 591-600, 2006.

FINKLER, L. et al. Percepção de casais heterossexuais em relação à suscetibilidade de infecção por HIV/Aids. *Interação em Psicologia*, v. 8, p. 1, p. 113-122, 2004.

FREITAS, C. Persistência: um sinal revelador na não adesão ao tratamento de portadores HIV+/Aids. *Psicologia Brasil*, v. 3, n. 24, p. 18-21, 2005.

JORDAN, M. S. et al. Aderência ao tratamento antirretroviral em aids: revisão da literatura médica. In: TEIXEIRA, P. R.; PAIVA, V.; SHIMA, E. (Org.). *Tá duro de engolir? Experiências de adesão ao tratamento antirretroviral em São Paulo*. São Paulo: Nepaids, p. 7-26, 2000.

KAHHALE, E. M. P. et al. *Relações de gênero e sexualidade*: a transversalidade com a adesão ao tratamento em HIV/Aids (FeminAids). São Paulo: Relatório Técnico, 2008, Processo CNPq — 403023/2005-0.

LACERDA, M. et al. Um estudo sobre as formas de preconceito contra homossexuais na perspectiva das representações sociais. *Psicologia e Reflexão Crítica*, v. 15, n. 1, 2002.

LIGNANI JR., L. et al. Avaliação da aderência aos antirretrovirais em usuários com infecção pelo HIV/Aids. *Revista de Saúde Pública*, v. 35, n. 6, p. 495-501, 2001.

MELCHIOR, R. *Avaliação da aderência de usuários do sistema público de assistência ao tratamento de Aids*: uma análise qualitativa. Dissertação (Mestrado) — Universidade de São Paulo. São Paulo, 2000.

_____. *Avaliação da organização da assistência ambulatorial a pessoas vivendo com HIV/ Aids no Brasil*. Tese (Doutorado) — Universidade de São Paulo. São Paulo, 2003.

NEMES, M. I. *Aderência ao tratamento por antirretrovirais em serviços públicos de saúde no estado de São Paulo*. 1. ed. Brasília: MS, SPS, CNDST/Aids, 2000.

_____ et al. Avaliação da qualidade da assistência no programa de Aids: questões para a investigação em serviços de saúde no Brasil. *Caderno de Saúde Pública*, v. 2, p. 5310-5321, 2004.

PARKER, R.; AGGLETON, P. *Estigma, discriminação e aids*. Rio de Janeiro: ABIA, 2001.

RAXACH, J. C. et al. (Orgs.). *Reflexões sobre assistência à aids*. Rio de Janeiro: ABIA, 2003.

SANTOS, N. J. S. et al. Mulheres HIV positivas, reprodução e sexualidade. *Revista de Saúde Pública*, v. 36, p. 12-23, 2002 (supl.).

SEIDL, E. M. et al. Pessoas vivendo com HIV/Aids: enfrentamento, suporte social e qualidade de vida. *Psicologia Reflexão Crítica*, v. 18, n. 2, p. 188-195, 2005.

SIMONA, C. P. et al. Prostituição juvenil feminina e a prevenção da aids em Ribeirão Preto, São Paulo. *Revista de Saúde Pública*, v. 36, n. 4, 2002.

TAMAYO, A. et al. Prioridades axiológicas e uso de preservativo. *Psicologia e Reflexão Crítica*, v. 14, n. 1, 2001.

ZAMPIERI, A. M. F. *Sociodrama construtivista da aids*: método de construção grupal na educação preventiva da Síndrome da Imunodeficiência Adquirida. São Paulo: Psy, 1996.